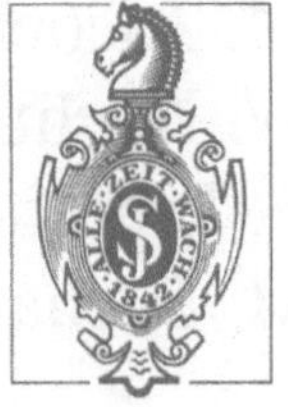

Fachschwester Fachpfleger

Innere Medizin – Intensivmedizin

Herausgegeben von
M. Alcock · Heidelberg   K. D. Grosser · Krefeld
W. Nachtwey · Hamburg   G. A. Neuhaus · Berlin
F. Praetorius · Offenbach   H. P. Schuster · Mainz
M. Sucharowski · Berlin   P. Wahl · Heidelberg

H.P. Schuster
H. Schönborn
H. Lauer

Fortbildung 3

Schock

Entstehung Erkennung
Überwachung Behandlung

Mit 39 Abbildungen

Springer-Verlag
Berlin Heidelberg GmbH 1978

Professor Dr. med. Hans Peter Schuster
Professor Dr. med. Hartwig Schönborn
Oberärzte an der II. Medizinischen
Universitätsklinik und Poliklinik
Langenbeckstraße 1, 6500 Mainz

Hildegard Lauer
Fachschwester für Innere Medizin
und Intensivmedizin
an der II. Medizinischen
Universitätsklinik und Poliklinik
Langenbeckstraße 1, 6500 Mainz

ISBN 978-3-540-08736-6   ISBN 978-3-642-66941-5 (eBook)
DOI 10.1007/978-3-642-66941-5

CIP-Kurztitelaufnahme der Deutschen Bibliothek. *Fachschwester, Fachpfleger.* – Berlin, Heidelberg, New
York: Springer. Innere Medizin, Intensivmedizin/hrsg. von M. Alcock . . .
NE: Alcock, Marion (Hrsg.)
Fortbildung 3. Schock: Entstehung, Erkennung, Überwachung, Behandlung/H. P. Schuster . . . – 1978.
NE: Schuster, Hans Peter (Mitarb.)

Zeichnungen: Adrian und Gudrun Cornford
Satz- u. Bindearbeiten: G. Appl, Wemding, Druck: aprinta, Wemding
2127/3140-543210

*Allen Mitarbeitern
unserer Intensivstation
gewidmet*

Vorwort

Der Kreislaufschock ist in *allen* Bereichen der Notfall- und Intensivmedizin ein häufiges und bedeutungsvolles Ereignis. Überwachung, Pflege und Behandlung des Schockpatienten stellen an Krankenschwestern, Pfleger und Ärzte hohe Anforderungen, die nur gemeinsam und auf der Basis fundierter pathophysiologischer und klinischer Kenntnisse geleistet werden können. Nur auf diesem Wege sind für den Patienten die größtmöglichsten Chancen auf einen Behandlungserfolg gegeben.

Das allen Schockformen gemeinsame Wesensmerkmal ist eine akute Verminderung der Gewebsdurchblutung mit Versorgungsstörungen der Organzellen. Die pathogenetischen und pathophysiologischen Störmechanismen, die zu diesem einheitlichen Endresultat führen, sind jedoch von sehr unterschiedlicher Natur. Die Praxis hat gezeigt, daß zur Überwachung, Pflege und Behandlung des Schockpatienten beide Gesichtspunkte, nämlich Ursache und Entwicklung des Schocks einerseits und die gemeinsame Störung der Mikrozirkulation andererseits berücksichtigt werden müssen.

Aus all diesen Gründen scheint es uns gerechtfertigt, den Schock in einem eigenen Band abzuhandeln, der im Sinne der Fortbildungsserie unserer Schriftenreihe Intensivschwestern und Pflegern wie auch den auf Intensivstationen und im Unterricht tätigen Ärzten das Wesentliche aus Pathophysiologie, Klinik und Therapie des Schocksyndroms in eingehender Weise vermitteln soll.

Mainz, Juni 1978

H. P. Schuster
H. Schönborn
H. Lauer

Inhaltsverzeichnis

1. Pathophysiologie und Pathogenese des Schocks

1.1. Definition des Schocks

Die Diagnose Schock wird gestellt, wenn bei einem Patienten eine akute Störung der Herz-Kreislauffunktion durch folgende Zeichen erkennbar wird:
- kühle, feuchte, blaß-zyanotische oder marmorierte Haut
- stark verzögerte Nagelbettdurchblutung
- Unruhe, Bewußtseinstrübung
- Dyspnoe
- Oligurie
- Tachykardie
- Verkleinerung der Blutdruckamplitude und Blutdruckabfall.

Schock ist somit zunächst eine klinische Diagnose. Die Symptome des Schocks entstehen durch eine kritische Verminderung der kapillären Durchblutung der betroffenen Organe. Die minderdurchblutete Haut wird kühl, feucht und blaß-zyanotisch, die Minderdurchblutung des Gehirns äußert sich in Unruhe und Bewußtseinstrübung, die Abnahme der Lungendurchblutung führt zu Atemnot, die Ursache der verminderten Urinproduktion ist eine Drosselung der Nierendurchblutung.

Kritische Herabsetzung der Durchblutung bedeutet Sauerstoffmangel der Gewebszellen und Störung des An- und Abtransportes von Stoffwechselsubstraten und Stoffwechselschlacken. Die Folgen sind Funktionsstörung oder Funktionsverlust der Zellen, im äußersten Falle Zelluntergang. Pathophysiologisch bedeutet Schock also Versagen der kapillären Perfusion mit Sauerstoffmangel und Störung des Stoffwechsels der Organzellen.

Um den Schockzustand zu verstehen, verfolgen wir am besten den Ablauf des Geschehens von der Einwirkung der schockauslösenden Faktoren auf die Makrozirkulation über die Veränderungen im Bereich der Mikrozirkulation bis hin zu den Auswirkungen auf die Funktion der Zelle.

1.2. Veränderungen der Makrozirkulation im Schock

1.2.1. Funktionelle Anatomie des Zirkulationssystems

Das Zirkulationssystem (Abb. 1.1) besteht aus den drei Hauptkomponenten Blut, Herz und Gefäßen. Jede dieser Einzelkomponenten ist für das Gesamtsystem in gleicher Weise bedeutsam. Jede Störung einer Einzelkomponente kann zu einem Versagen des Gesamtsystems führen.

1.2.1.1. Blut. Das Blut stellt das eigentliche Transportmittel dar. Die komplizierte Zusammensetzung des Blutes erklärt sich durch seine vielfältigen Aufgaben. Lebenswichtige Funktionen betreffen den Transport von Blutgasen, Nährstoffen und Hormonen sowie die Mitwirkung in der Regulation des Wasser, Elektrolyt-, Säure/Basen- und Wärme-Haushaltes. Im Hinblick auf eine regelrechte Herz-Kreislauffunktion ist vor allem ein den jeweiligen Bedürfnissen angepaßtes Blutvolumen erforderlich. Volumenmangel (Hypovolämie) zählt zu den häufigsten schockauslösenden Faktoren. Volumenüberschuß (Hypervolämie) führt zu Herzinsuffizienz und Lungenödem. Neben der Menge des zirkulierenden Blutes ist auch dessen Zusammensetzung bedeutsam. Von der Zusammensetzung des Blu-

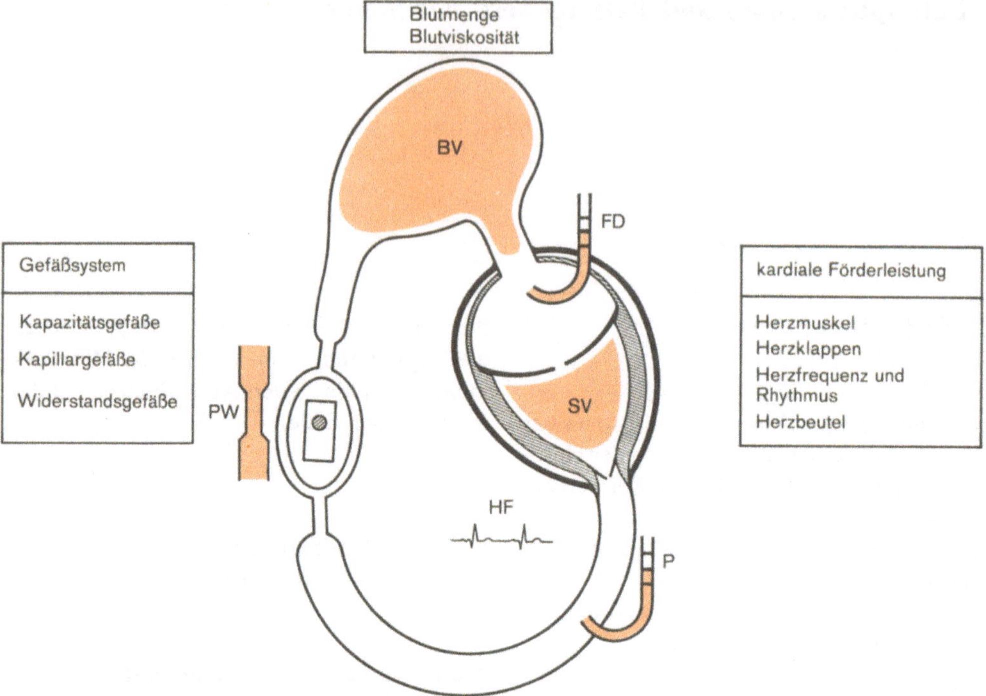

Abb. 1.1. Das Zirkulationssystem. BV = Blutvolumen, FD = Füllungsdruck des Herzens, SV = Herzschlagvolumen, HF = Herzfrequenz, P = Blutdruck, PW = peripherer Gefäßwiderstand

tes hängen seine Fließeigenschaften ab. Die Fließeigenschaft des Blutes kann als Blutviskosität gemessen werden. Gesteigerte Viskosität bedeutet zunehmende Zähflüssigkeit. Die Viskosität des Blutes nimmt mit steigendem Hämatokrit und erhöhter Plasmaeiweißkonzentration zu. Je mehr Erythrozyten und Eiweißkörper das Blut enthält, um so schlechter werden seine Fließeigenschaften. Es ist dann ein erhöhter Druck erforderlich, um das Blut durch die peripheren Gefäße zu pressen. Anders ausgedrückt setzt das zähflüssige Blut dem Herzen als Pumporgan einen größeren Widerstand entgegen. Somit ist die Viskosität des Blutes mitbestimmend für den peripheren Strömungswiderstand. Ein weiterer Faktor, von dem die Viskosität des Blutes abhängt, ist seine eigene Fließgeschwindigkeit. Mit abnehmender Fließgeschwindigkeit steigt die Viskosität. Je langsamer Blut strömt, desto zähflüssiger wird es. Wir werden darauf im Zusammenhang mit den Veränderungen der Mikrozirkulation im Schock nochmals zu sprechen kommen. Zwar können Veränderungen der Fließeigenschaften des Blutes für sich alleine keinen Schock auslösen, sie spielen jedoch im Ablauf des Schocks eine bedeutsame Rolle, da sowohl Bluteindickung mit erhöhtem Hämatokrit- und Eiweißgehalt, als auch Strömungsverlangsamung wichtige Faktoren im Schockablauf darstellen.

1.2.1.2. Herz. Das Herz ist das zentrale Pumporgan des Zirkulationssystems. Durch die Pumpaktion des Herzens wird das Blut fortbewegt und der für die Blutströmung erforderliche Druck aufgebracht. Herzminutenvolumen und arterieller Blutdruck spiegeln die kardiale Pumpleistung wider.
Das Herzminutenvolumen (HMV) ergibt sich aus dem Schlagvolumen (SV) und der Zahl der Herzaktionen pro Minute, der Herzfrequenz (HF) nach der Formel

$$HMV = SV \times HF.$$

Das Herzschlagvolumen ist diejenige Blutmenge, die während einer Herzkontraktion

(Systole) ausgeworfen wird. In der Phase der Herzmuskelerschlaffung (Diastole) füllt der venöse Rückstrom zum Herzen die Herzkammern wieder auf. Der am Ende der diastolischen Füllung in den Herzhöhlen herrschende Druck wird als Füllungsdruck (FD) bezeichnet. Dieser Druck vor Beginn der Systole ist ein Maß für die sogenannte Vorbelastung des Herzens. Der periphere Widerstand (PW), gegen den das Herz sein Schlagvolumen auswerfen muß, bestimmt die Nachbelastung des Herzens.

Die Größe des Herzminutenvolumens hängt von der mechanischen Pumpleistung des Herzmuskels, der Herzfrequenz, der Herzkammerfüllung und der Öffnungs- und Schlußfähigkeit der Herzklappen ab. Somit bestimmen vier Faktoren die Förderleistung des Herzens:

- die muskuläre Pumpleistung
- die Herzfrequenz und der Herzrhythmus
- die Herzkammerfüllung
- die Funktion der Herzklappen.

Wenn die Förderleistung des Herzens unzureichend ist, kann das dem Herzen zufließende Blutvolumen nicht mehr vollständig weitertransportiert werden. Es bleibt bei jeder Herzaktion eine Restblutmenge in den Herzhöhlen liegen. Die Füllungsdrücke steigen an. Es kommt zu einem Blutstau vor dem Herzen. Diesen Zustand bezeichnet man als Herzinsuffizienz.

1.2.1.3. Gefäße. Das Herz pumpt das Blut in den *arteriellen Kreislaufschenkel,* der das Blut den einzelnen Organen zuführt und für eine bedarfsgerechte Verteilung des Herzminutenvolumens auf die einzelnen Organkreisläufe sorgt. Dies geschieht durch Veränderung der Weite der Arteriolen. Verengung der Arteriolen (Vasokonstriktion) bedeutet Zunahme des lokalen Strömungswiderstandes und damit Drosselung der Durchblutung im nachgeschalteten Teilkreislauf. Erweiterung der Arteriolen (Vasodilatation) bedeutet Verminderung des lokalen Strömungswiderstandes und damit Steigerung der Durchblutung des nachgeschalteten Gefäßabschnittes. Nimmt man die lokalen Gefäßwiderstände aller Kreislaufabschnitte zusammen, so erhält man den peripheren Gesamtgefäßwiderstand. Da die Weite der Arteriolen auf die Größe des peripheren Widerstandes einen entscheidenden Einfluß hat, bezeichnet man die Arteriolen auch als Widerstandsgefäße. Der periphere Gesamtströmungswiderstand hängt, wie bereits besprochen, außer von dem peripheren Gefäßtonus auch von der Viskosität des Blutes ab.

Aus der Größe des peripheren Widerstandes (PW) und des Herzminutenvolumens (HMV) ergibt sich der arterielle Blutdruck (P) nach der Formel:

$$P = HMV \times PW.$$

Je höher der periphere Widerstand, desto höher der Blutdruck. Engstellung der Arteriolen (Vasokonstriktion) führt (bei unverändertem Herzminutenvolumen) zur Blutdrucksteigerung. Bei Absinken des Herzminutenvolumens kann durch Vasokonstriktion ein normaler Blutdruck aufrecht erhalten werden. Umgekehrt führt eine Abnahme des peripheren Widerstandes durch Weitstellung der Arteriolen (Vasodilatation) zu Blutdruckabfall. Bei konstantem Herzminutenvolumen steigt also der arterielle Druck mit zunehmendem peripheren Widerstand an und fällt mit Verminderung des peripheren Widerstandes ab.

Der *venöse Kreislaufschenkel* beherbergt etwa 80% des intravasalen Blutvolumens. Er leitet das Blut nach seiner Passage durch die Kapillaren zum Herzen zurück. Der venöse Kreislaufabschnitt dient vor allem als Blutreservoir. Das Blutfassungsvermögen des venösen Kreislaufschenkels hängt vom Tonus der venösen Gefäße ab. Durch Veränderungen des Gefäßtonus kann das Fassungsvermögen des Gefäßsystems verändert und dem jeweiligen Bedarf angepaßt werden. Steigerung des Venentonus bedeutet Verminderung, Abnahme des Venentonus Erhöhung des Blutfassungsvermögens. Der venöse Kreislaufabschnitt wird daher auch als Kapazitätssystem bezeichnet. Da der venöse Kreislaufschenkel dem rechten Herzen vorgeschaltet ist, spiegelt der Füllungsdruck des rechten Herzens nicht nur die Pumpleistung des Herzens, sondern auch den Füllungs- und Funktionszustand des

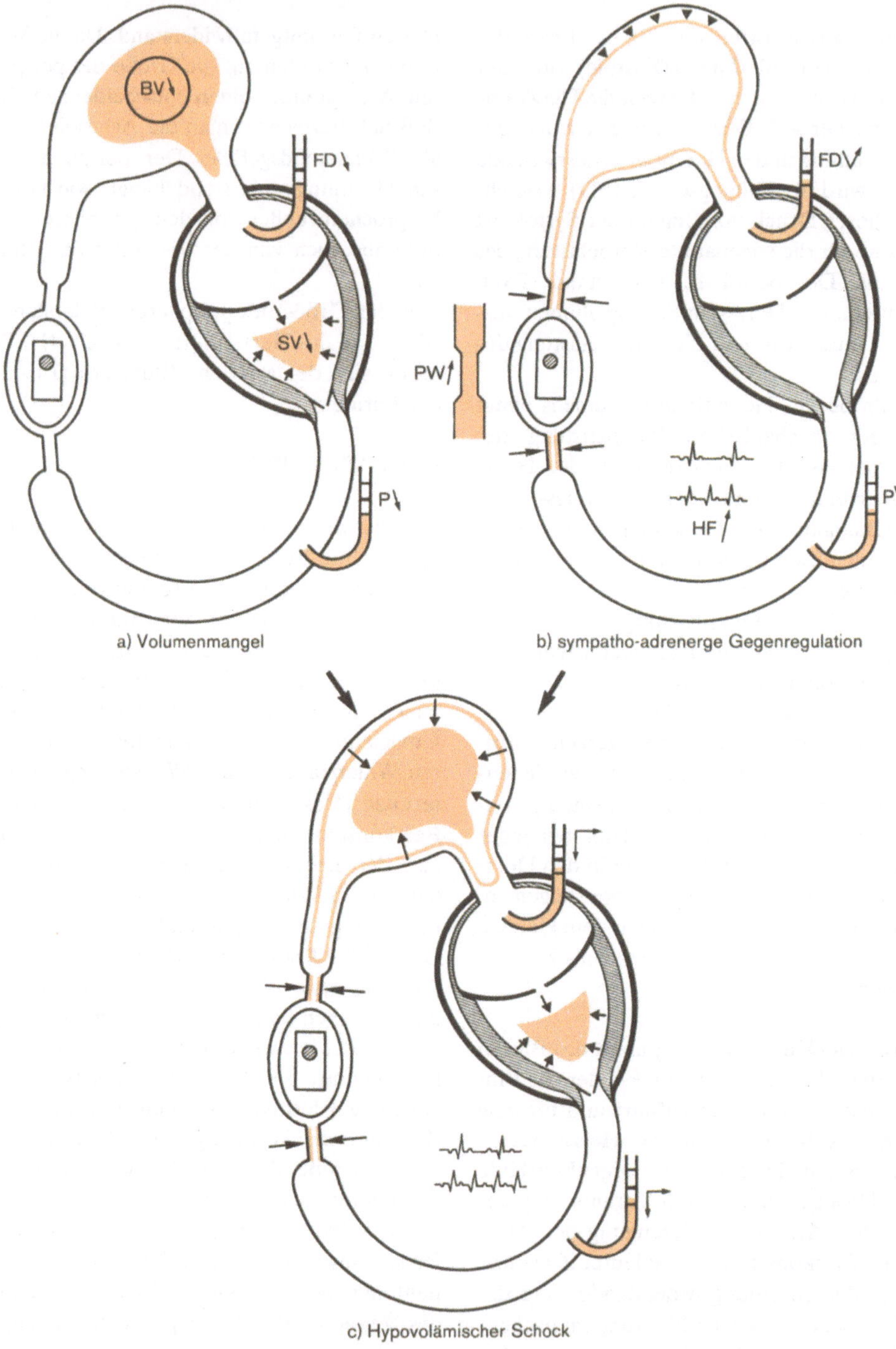

Abb. 1.2 a–c. Die hämodynamischen Veränderungen beim Volumenmangelschock. a) Die Auswirkungen des Volumenmangels sind: Abnahme des Blutvolumens (BV), des Füllungsdruckes des Herzens (FD), des Schlagvolumens des Herzens (SV), des Blutdruckes (P). b) Die sympatho-adrenerge Gegenregulation führt zu einer Zunahme der Herzfrequenz (HF), zu einer Steigerung des peripheren Widerstandes (PW) durch Vasokonstriktion der Widerstandsgefäße und zu einer Verminderung des Fassungsvolumens des Kreislaufs durch Vasokonstriktion der Kapazitätsgefäße. Dadurch steigen der Füllungsdruck sowie der arterielle Blutdruck wieder an. c) Die Auswirkung des Volumenmangels (a) und der sympatho-adrenergen Gegenregulation (b) ergeben das Vollbild des hypovolämischen Schocks

venösen Systems wider. Der Füllungsdruck des rechten Herzens ist also von der Leistungsfähigkeit des rechten Ventrikels ebenso wie von dem venösen Blutangebot an das rechte Herz abhängig.

1.2.1.4. Makrozirkulation und Mikrozirkulation. Das Zirkulationssystem kann unter funktionellen Gesichtspunkten in zwei Abschnitte gegliedert werden, die Makrozirkulation und die Mikrozirkulation. Die *Makrozirkulation* umfaßt das Herz und alle großen Gefäße. Die *Mikrozirkulation* reicht von den Arteriolen über die Kapillaren bis hin zu den Venolen. Das kapilläre Strombett im Bereich der Mikrozirkulation ist derjenige Gefäßabschnitt, in welchem sich die eigentliche Funktion des Kreislaufs, nämlich der Stoffaustausch zwischen Zellen, Interstitium und Blut erfüllt.

Für die *kapilläre Durchblutung* eines Organs sind drei Faktoren bestimmend:

– die Höhe des treibenden Druckes (arterieller Druck als Strömungsdruck)
– die Weite der Arteriolen (Gefäßtonus als Strömungswiderstand)
– die Fließeigenschaft des Blutes.

Wir wollen nun untersuchen, auf welche Weise Störungen der drei Hauptkomponenten des Kreislaufs, also Störungen des Blutvolumens, der kardialen Förderleistung und der Gefäßregulation einen Schockzustand auslösen können.

1.2.2. Schockauslösende Mechanismen

1.2.2.1. Volumenmangel (Abb. 1.2). Akuter Volumenmangel durch Verlust von Blut, Plasma oder Körperflüssigkeit bedeutet verminderten venösen Rückstrom zum Herzen und damit Erniedrigung des Füllungsdruckes. Als Folge davon fällt das Herzschlagvolumen ab und der Blutdruck sinkt (Abb. 1.2a).

Der Organismus reagiert darauf mit einer gesteigerten Erregung des sympathischen Nervensystems und einer maximalen Ausschüttung der Katecholamine Adrenalin und Noradrenalin. Die Herzfrequenz nimmt zu und der periphere Widerstand steigt an. Man be-

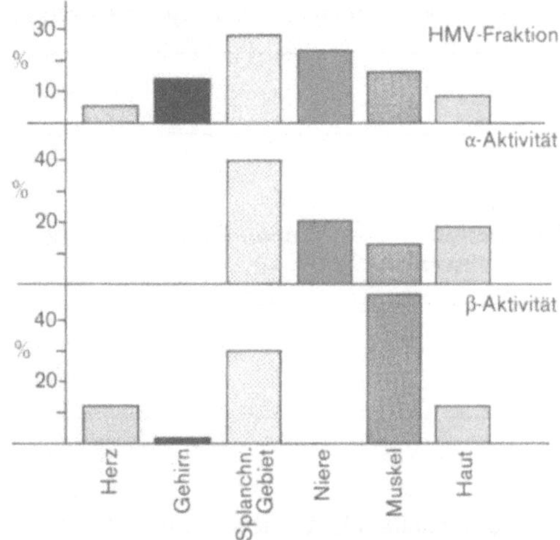

Abb. 1.3. Die Verteilung des HMV (oberer Teil) und die Verteilung von Alpha-Rezeptoren (Vasokonstriktion) und Beta-Rezeptoren (Vasodilatation) auf die verschiedenen Organkreisläufe. Aus: Lehrbuch der Inneren Medizin. Gross, R., Schölmerich, P. (Hrsg.). Stuttgart-New York: Schattauer 1977

zeichnet dies als sympatho-adrenerge Reaktion. Sie ist der Versuch des Organismus, trotz Abnahme des Schlagvolumens das Herzzeitvolumen und den arteriellen Blutdruck im Normbereich zu halten (Abb. 1.2b). Die Grundlage für das Verständnis dieser Reaktion bilden die bereits dargestellten Formeln für das Herzminutenvolumen und den Blutdruck. Das Herzminutenvolumen hängt von Schlagvolumen und Herzfrequenz ab: HMV = SV × HF. Sinkt das Schlagvolumen ab, so kann das Herzminutenvolumen dennoch durch eine Steigerung der Herzfrequenz aufrecht erhalten werden. Der arterielle Blutdruck resultiert aus Herzminutenvolumen und peripherem Widerstand: P = HMV × PW. Vermindert sich das Herzminutenvolumen, so kann der Blutdruck durch Steigerung des peripheren Widerstandes hochgehalten werden.

Die Zunahme der Herzfrequenz erfolgt über Stimulation der β-Rezeptoren des Herzens, die Vasokonstriktion über die α-Rezeptoren der Gefäßwände. Die Vasokonstriktion betrifft keineswegs alle peripheren Gefäßabschnitte gleichmäßig. Vielmehr werden einige Organe besonders stark, andere dagegen kaum betroffen. Dies hängt von der Ausstat-

Tabelle 1.1. Volumenmangel und hypovolämischer Schock

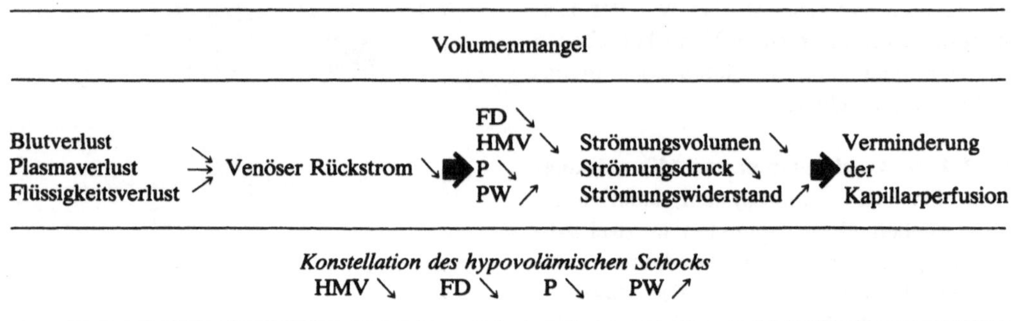

tung der einzelnen Gefäßabschnitte mit α-Rezeptoren ab (Abb. 1.3). Die Vasokonstriktion betrifft insbesondere die Teilkreisläufe des Splanchnikusgebietes (Leber, Pankreas, Darm), der Niere, der Haut und der Muskulatur. Die unterschiedliche Reaktion verschiedener Gefäßabschnitte hat durchaus ihren Sinn. Auf Kosten einer Minderdurchblutung derjenigen Organe, die für das akute Überleben weniger bedeutsam sind, wird das noch verfügbare Blutvolumen den zentralen Organen Herz und Gehirn zugeführt. Im Schock ist der Anteil des Herzminutenvolumens, der die zentralen Organe Herz und Gehirn durchströmt, deutlich höher als unter normalen Bedingungen. Man bezeichnet diese veränderte Kreislaufsituation, die durch eine Umverteilung der zirkulierenden Restblutmenge zugunsten zentraler Teilkreisläufe gekennzeichnet ist, als Kreislaufzentralisation.

Im Ablauf der sympatho-adrenergen Reaktion wird nicht nur der Tonus der Widerstandsgefäße, sondern auch der Tonus der Kapazitätsgefäße gesteigert (Abb. 1.2b). Vasokonstriktion der Kapazitätsgefäße, so haben wir gelernt, bedeutet eine Verminderung des Blutfassungsvermögens des venösen Strombettes. Dadurch wird die Kapazität des venösen Kreislaufschenkels der verminderten Menge an zirkulierendem Blutvolumen gleichsam angeglichen. Das Mißverhältnis zwischen tatsächlich zirkulierendem Blutvolumen und Blutfassungsvermögen der Gefäße verringert sich.

Die sympatho-adrenerge Gegenreaktion ist kurzfristig betrachtet durchaus sinnvoll. Sie sorgt in der Anfangsphase des Schocks dafür, daß die Durchblutung von Herzkranz- und Hirngefäßen aufrechterhalten bleibt. Kommt es jedoch nicht bald zu einer Normalisierung des Blutvolumens, so treten die Nachteile der Vasokonstriktion, nämlich die Minderperfusion der betroffenen Organe, auf deren Kosten die Kreislaufzentralisation erfolgt, immer mehr in den Vordergrund.

Aus der hämodynamischen Ausgangssituation des Volumenmangels mit Verminderung des Füllungsdruckes, Abnahme des Herzminutenvolumens und Erniedrigung des arteriellen Blutdruckes in Verbindung mit den Auswirkungen der sympatho-adrenergen Gegenregulation ergibt sich das Bild des hypovolämischen Schocks (s. Abb. 1.2c). Der Mechanismus der Schockauslösung bei hypovolämischem Schock ist formelhaft in Tabelle 1.1 dargestellt.

1.2.2.2. Abnahme der kardialen Förderleistung (Abb. 1.4). Eine akute Abnahme der Förderleistung des Herzens kann durch muskuläres Pumpversagen, durch eine Arrhythmie, durch eine Behinderung der Herzkammerfüllung oder durch Herzklappendefekte verursacht werden (Abb. 1.4a). Einer mangelhaften Herzkammerfüllung kann eine Herzbeuteltamponade oder eine Lungenarterienembolie zugrundeliegen. Myogenes Pumpversagen, Behinderung der Ventrikelfüllung und Tachykardie vermindern das Schlagvolumen. Bei tachykarden Rhythmusstörungen sinkt das Herzminutenvolumen dann ab, wenn durch die rasche Herzschlag-

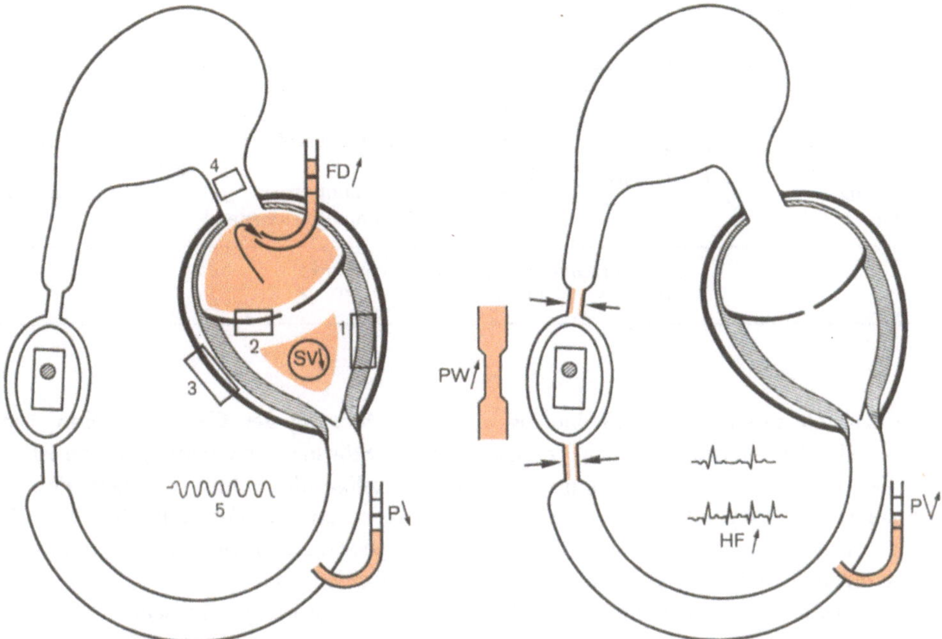

a) Abnahme der kardialen Förderleistung

b) Sympatho-adrenerge Gegenregulation

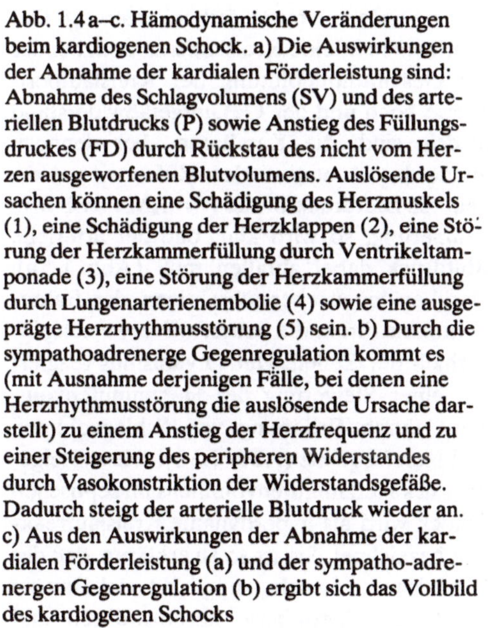

Abb. 1.4 a–c. Hämodynamische Veränderungen beim kardiogenen Schock. a) Die Auswirkungen der Abnahme der kardialen Förderleistung sind: Abnahme des Schlagvolumens (SV) und des arteriellen Blutdrucks (P) sowie Anstieg des Füllungsdruckes (FD) durch Rückstau des nicht vom Herzen ausgeworfenen Blutvolumens. Auslösende Ursachen können eine Schädigung des Herzmuskels (1), eine Schädigung der Herzklappen (2), eine Störung der Herzkammerfüllung durch Ventrikeltamponade (3), eine Störung der Herzkammerfüllung durch Lungenarterienembolie (4) sowie eine ausgeprägte Herzrhythmusstörung (5) sein. b) Durch die sympathoadrenerge Gegenregulation kommt es (mit Ausnahme derjenigen Fälle, bei denen eine Herzrhythmusstörung die auslösende Ursache darstellt) zu einem Anstieg der Herzfrequenz und zu einer Steigerung des peripheren Widerstandes durch Vasokonstriktion der Widerstandsgefäße. Dadurch steigt der arterielle Blutdruck wieder an. c) Aus den Auswirkungen der Abnahme der kardialen Förderleistung (a) und der sympatho-adrenergen Gegenregulation (b) ergibt sich das Vollbild des kardiogenen Schocks

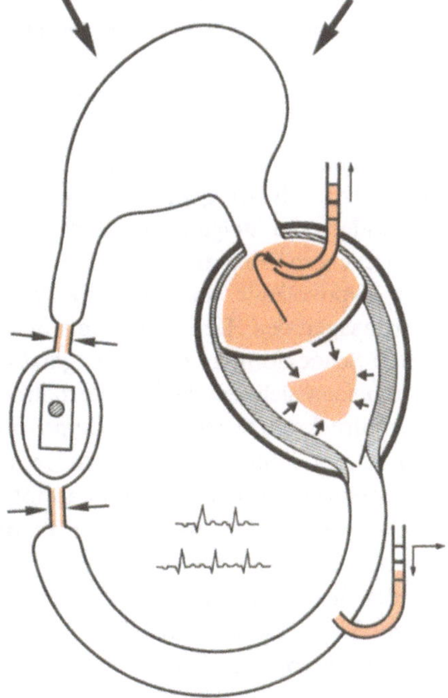

c) Kardiogener Schock

Tabelle 1.2. Abnahme der kardialen Förderleistung und kardiogener Schock

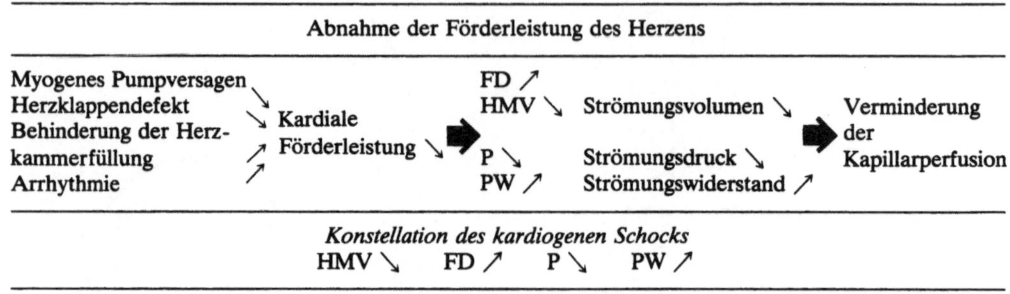

folge die Diastole so kurz wird, daß eine ausreichende Herzkammerfüllung nicht mehr möglich ist. Bei bradykarden Rhythmusstörungen steigt das Schlagvolumen kompensatorisch an. Das Herzminutenvolumen sinkt, wenn das erhöhte Schlagvolumen den Frequenzabfall nicht mehr abfangen kann. Als Folge des verminderten Herzminutenvolumens sinkt der arterielle Blutdruck. Dagegen steigen die Füllungsdrücke wegen der unzureichenden Förderleistung des Herzens an.

Die Reaktion des Kreislaufsystems auf die Verminderung des Herzauswurfvolumens ist die gleiche wie beim Volumenmangel (Abb. 1.4b). Herzfrequenz und peripherer Gefäßwiderstand steigen infolge der sympatho-adrenergen Reaktion an. Der Schock durch Hypovolämie und der Schock durch Pumpversagen des Herzens werden als hypodyname Schockformen zusammengefaßt. Sie unterscheiden sich lediglich im Verhalten des Füllungsdruckes. Dieser ist beim hypovolämischen Schock infolge des mangelnden venösen Rückstroms erniedrigt, beim kardiogenen Schock als Folge der insuffizienten Pumpleistung des Herzens mit Blutrückstau erhöht.

Aus der hämodynamischen Ausgangssituation mit Versagen der Förderleistung, Abfall von Herzzeitvolumen und arteriellem Blutdruck und Anstieg des Füllungsdruckes einerseits und den Auswirkungen der sympathoadrenergen Gegenregulation andererseits ergibt sich das Bild des kardiogenen Schocks (Abb. 1.4c). Der Mechanismus der Schockauslösung bei kardiogenem Schock ist in Tabelle 1.2 nochmals zusammengefaßt.

1.2.2.3. Störung der Gefäßregulation.

Eine primäre Störung der Gefäßregulation ist der schockauslösende Faktor im Falle des anaphylaktischen und des septischen Schocks. Beide Schockformen verlaufen allerdings völlig unterschiedlich.

Die primäre Störung beim *septischen Schock* (Abb. 1.5) ist in der Kreislaufperipherie zu suchen. Unter dem Einfluß bakterieller Toxine öffnen sich arterio-venöse Kurzschlußverbindungen, durch die das Blut unter Umgehung des Kapillarkreislaufes vom arteriellen in den venösen Kreislaufschenkel strömt. Dadurch entsteht eine Kreislaufsituation, bei der die Gesamtdurchblutung der Kreislaufperipherie hoch und der Gesamtgefäßwiderstand niedrig sind, die Kapillaren aber dennoch minderdurchblutet werden. Rufen wir uns erneut die Blutdruckformel $P = HMV \times PW$ in Erinnerung, so wird klar, daß der arterielle Blutdruck dabei abfallen muß (Abb. 1.5a). Darüber hinaus beeinträchtigen die Bakterientoxine direkt die Sauerstoffverwertung innerhalb der Zellen. Der Organismus reagiert mit einer Steigerung des Herzminutenvolumens durch Erhöhung von Schlagvolumen und Herzfrequenz (Abb. 1.5b). Diese Steigerung des Herzminutenvolumens im septischen Schock wird als hyperdyname Kreislaufreaktion bezeichnet. Sie ist so zu erklären, daß der Organismus versucht, möglichst viel Blut an die Kreislaufperipherie heranzuführen und damit die genannten Störungen zu überspielen. In der Anfangsphase des septischen Schocks liegt also eine völlig andere Situation vor, als im Beginn des hypovolämischen und kardiogenen Schocks. Die hyperdyname Ver-

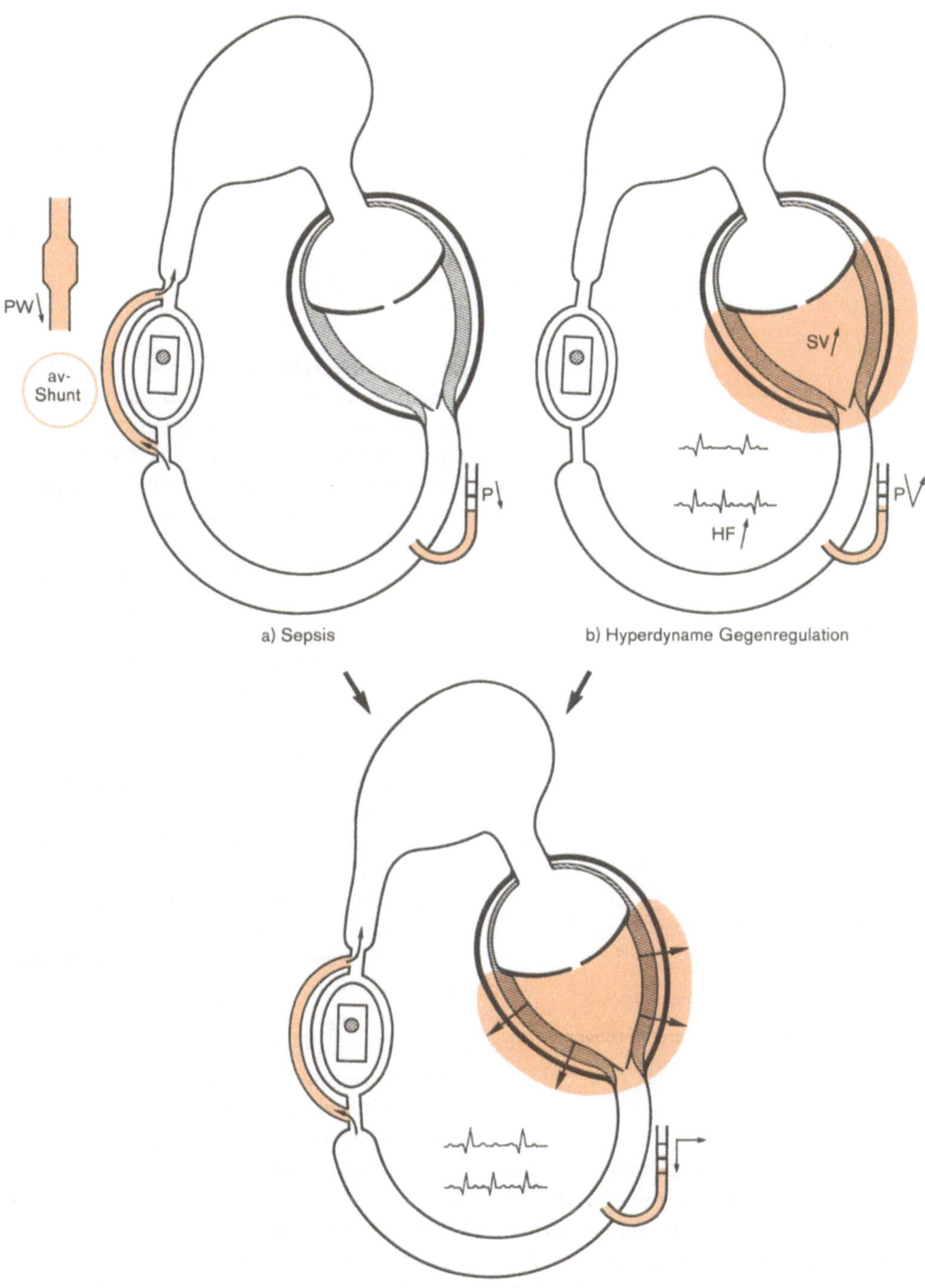

Abb. 1.5a–c. Hämodynamische Veränderungen beim septischen Schock. a) Als Folge der Sepsis kommt es in der peripheren Strombahn zur Ausbildung von arteriovenösen Shuntverbindungen und damit zu einem Abfall des peripheren Widerstandes (PW), die Folge davon ist ein Abfall des arteriellen Blutdruckes (P). b) Im Rahmen der hyperdynamen Gegenregulation in der frühen septischen Schock-phase steigen Schlagvolumen (SV) und Herzfrequenz (HF), und damit auch das Herzminutenvolumen an. Dadurch wird der arterielle Blutdruck (P) angehoben. c) Aus den Änderungen der peripheren Zirkulation durch die Sepsis (a) und den Auswirkungen der hyperdynamen Gegenregulation (b) ergibt sich das Vollbild des septischen Schocks

Tabelle 1.3. Septischer Schock

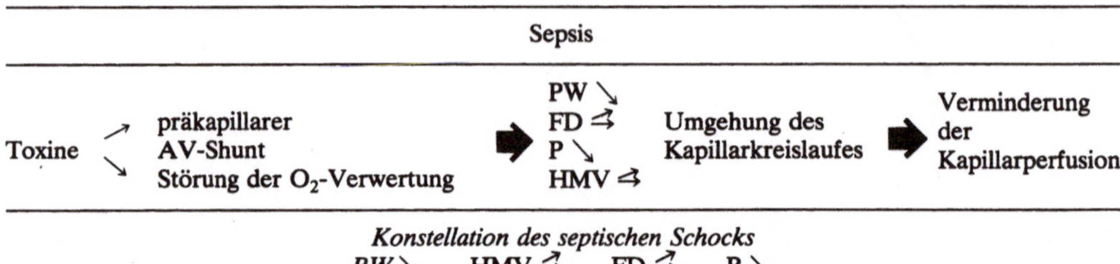

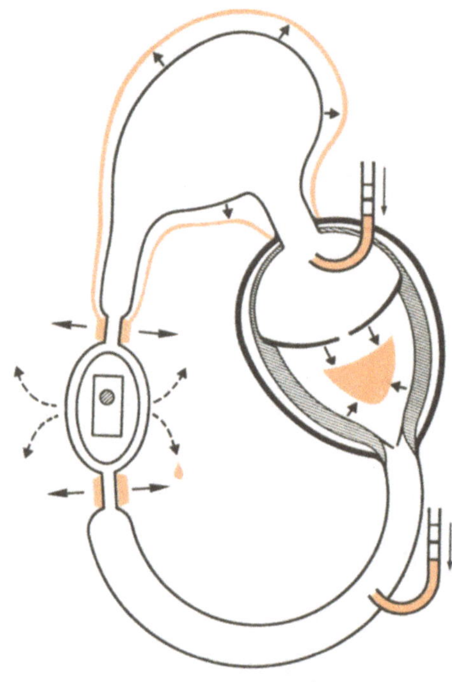

Abb. 1.6. Hämodynamische Veränderungen im anaphylaktischen Schock. Siehe Text

Im *anaphylaktischen Schock* (Abb. 1.6) kommt es unter dem Einfluß von Histamin und anderen sogenannten Mediatorsubstanzen zu einem Tonusverlust der Gefäße und dadurch zu einem akuten Abfall des peripheren Strömungswiderstandes und des arteriellen Blutdrucks. Der Verlust der Gefäßtonisierung betrifft die peripheren Gefäße ebenso wie die Kapazitätsgefäße des venösen Kreislaufschenkels. Durch Dilatation der Kapazitätsgefäße wird das vorhandene Blutvolumen im Verhältnis zum Fassungsvermögen der Blutgefäße zu klein. Es entsteht infolge der Blutansammlung in Kapillaren und venösem Kreislaufschenkel ein relativer Mangel an zirkulierendem Blutvolumen. Die Hypovolaemie bedingt einen verminderten Rückstrom zum Herzen und damit einen verminderten Füllungsdruck. Das Herzschlagvolumen sinkt ab. Neuere Untersuchungen haben darüber hinaus Hinweise auf eine direkte Störung der Herzmuskelkontraktion als Mitursache der Verminderung des Herzauswurfvolumens gegeben. Durch die Verminderung der kardialen Förderleistung sinkt der arterielle Blutdruck weiter ab. Die sympathoadrenerge Reaktion kann nicht zum Tragen kommen, da die Reaktion auf sympathische Reize gestört ist. Aus diesem Zusammenwirken mehrerer kreislaufdepressorischer Einflüsse erklärt sich die dramatische Entwicklung des anaphylaktischen Schocks. Erst im weiteren Verlauf geht die anfängliche Vasodilatation durch Gegenregulationsmechanismen in eine Vasokonstriktion mit Erhöhung des peripheren Gefäßwiderstandes über.

Die formelhafte Zusammenfassung der Ereignisse im anaphylaktischen Schock gibt die Tabelle 1.4.

laufsform des septischen Schocks zeichnet sich durch einen Abfall von arteriellem Druck und peripherem Gefäßwiderstand bei normalem oder gesteigertem Herzminutenvolumen aus (Abb. 1.5c). Der Füllungsdruck des Herzens ist normal oder erhöht. In der Spätphase geht allerdings die hyperdyname Form durch zunehmenden Volumenmangel und kardiale Insuffizienz in die hypodyname Form über. Der Mechanismus der Schockauslösung bei Sepsis ist in Tabelle 1.3 nochmals zusammengefaßt.

Tabelle 1.4. Anaphylaktischer Schock

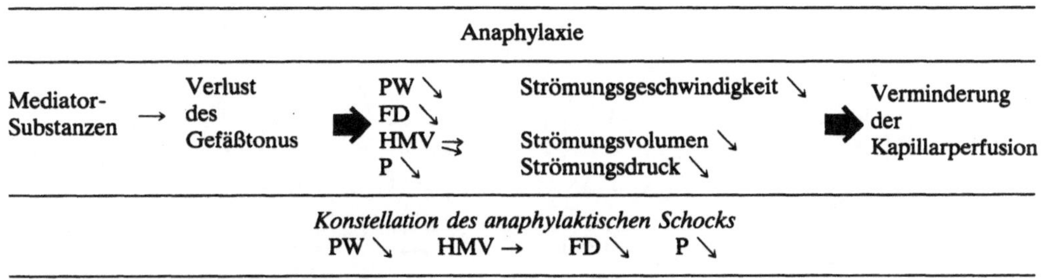

Tabelle 1.5. Mikrozirkulationsstörungen im Schock

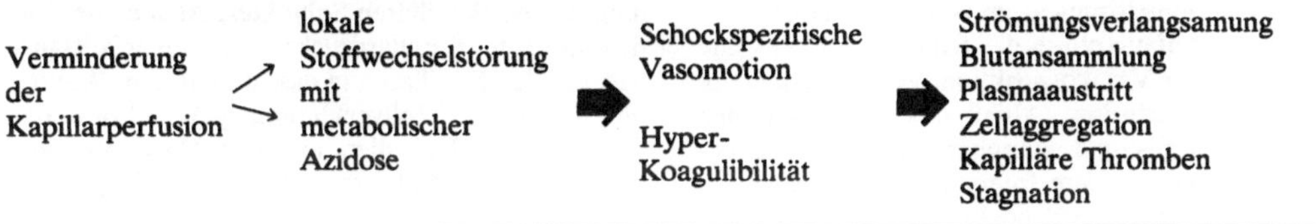

1.3. Störung der Mikrozirkulation im Schock

Überschauen wir nochmals die schockbedingten Veränderungen im Bereich der Makrozirkulation, so zeigt sich, daß diese bei allen Schockformen in eine Verminderung der Kapillardurchblutung einmünden (s. Tabellen 1.1–1.4). Damit wird der Antransport von Sauerstoff und Energiesubstraten sowie der Abtransport von Endprodukten des Stoffwechsels unzureichend. Es entsteht eine lokale Stoffwechselstörung im Gewebe, deren hervorstechendes Merkmal eine metabolische Azidose ist (Tabelle 1.5). Unter dem Einfluß der Azidose treten zwei Phänomene auf, die für den weiteren Ablauf der Mikrozirkulationsstörung im Schock von großer Bedeutung sind (Abb. 1.7):

– ein Ungleichgewicht des Gefäßtonus von Arteriolen und Venolen (schockspezifische Vasomotion) und
– eine gesteigerte Gerinnbarkeit des strömenden Blutes (Hyperkoagulibilität).

Im Schock kommt es, wie bereits dargestellt, als Reaktion auf den Abfall des Herzminutenvolumens zu einer peripheren Vasokonstriktion. Die Vasokonstriktion betrifft die präkapillären (Arteriolen) und die postkapillären Gefäße (Venolen) (Abb. 1.7b). Die kapilläre Perfusion und der hydrostatische Druck in den Kapillaren sinken ab. Als Folge des relativen Überwiegens des kolloidosmotischen Druckes im Blut strömt Flüssigkeit aus dem Interstitium in die Kapillaren ein (Abb. 1.7b). Mit fortschreitendem Schock führt die lokale hypoxische Stoffwechselentgleisung über eine Anhäufung saurer Stoffwechselprodukte zu einer Weitstellung der präkapillären Gefäße, während die postkapillären Gefäße enggestellt bleiben (Abb. 1.7c). Das Blut kann also in die Kapillaren einströmen, jedoch ist der Ausstrom behindert. Dadurch wird die Strömung verlangsamt, es kommt zur Blutansammlung in den Kapillaren mit Anstieg des intrakapillären Druckes. Durch Überwiegen des hydrostatischen Druckes tritt nunmehr Plasma aus beiden Kapillarschenkeln in das Interstitium über. In dem langsam strömenden und eingedickten Blut aggregieren die Blutzellen. Typische Zellaggregate sind die zu Geldrollen zusammengelagerten Erythrozyten und die verklumpten Thrombozyten. Durch die Strö-

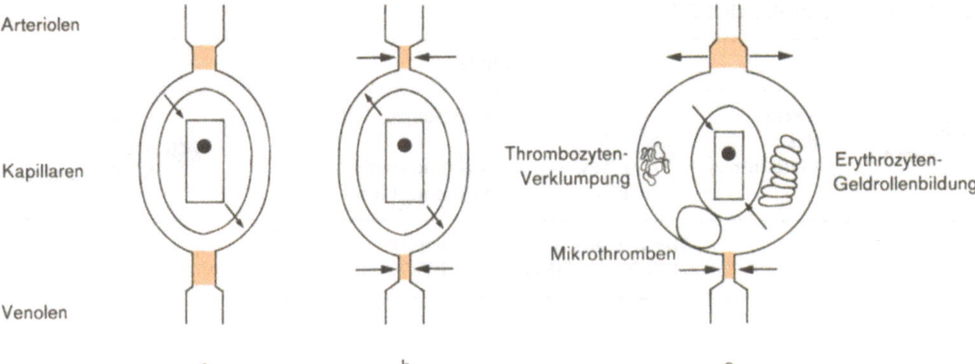

Abb. 1.7a–c. Schockspezifische Vasomotion und Mikrozirkulationsstörungen im Schock. a) Normalzustand. b) Anfangsphase des Schocks mit prä- und postkapillärer Vasokonstriktion, Verminderung der kapillären Perfusion, Abfall des hydrostatischen Kapillardruckes und kompensatorischem Flüssigkeitseinstrom aus dem Interstitium in die Kapillaren. c) Endphase des Schocks mit Weitstellung der präkapillären Sphinkter bei fortdauernder Engstellung der postkapillären Sphinkter, Anstieg des hydrostatischen Kapillardrucks und Flüssigkeitsaustritt aus den Kapillaren in das Interstitium. Weiterhin finden sich Zellverklumpungen in Form der Erythrozyten-Geldrollen und der Thrombozytenaggregate sowie Mikrothromben in den Kapillaren

mungsverlangsamung, Zellaggregation und Eindickung steigt die Blutviskosität steil an. Das Blut wird zunehmend zähflüssiger und setzt der Strömung einen kaum noch zu überwindenden Strömungswiderstand entgegen. Die Strömungsverlangsamung im Zusammenwirken mit der allgemeinen Steigerung der Blutgerinnung im Schock führt schließlich zu einer spontanen Blutgerinnung in den Kapillaren. Es entstehen kapilläre Mikrothromben. Der Vorgang wird als disseminierte intravasale Gerinnung im Schock bezeichnet. Der Extremfall einer Mikrozirkulationsstörung ist schließlich der Stillstand des Blutes.

So verlagert sich der Schwerpunkt der Veränderungen mit fortschreitendem Schock immer mehr von der Makrozirkulation weg in den Bereich der Endstrombahn. Die Mikrozirkulationsstörung ist die gemeinsame Endstrecke aller Schockformen. Sie entwickelt sich in fortgeschrittenen Schockstadien unabhängig von der schockauslösenden Ursache. Eine direkte Messung der kapillären Durchblutung ist unter klinischen Bedingungen nicht möglich. Indirekte Aufschlüsse über die gestörte Mikrozirkulation ergeben sich aus Farbe und Temperatur der Haut (Teilkreislauf: Haut), Bewußtseinslage (Teilkreislauf: Gehirn) sowie aus dem Verhalten von Diurese und renalem Konzentrationsvermögen (Teilkreislauf: Niere). Metabolische Bilanzuntersuchungen (Standard-Bikarbonat, Laktat, Sauerstoffschuld) spiegeln das Gesamtverhalten von kapillärer Durchblutung und Sauerstoffversorgung der Gewebe wider.

Die Störung der Mikrozirkulation ist die unmittelbare Ursache der letztlich das Leben der Patienten bedrohenden Zellfunktionsstörungen im Schock, die wir im nachfolgenden Abschnitt besprechen wollen.

1.4. Störung der Zellfunktion im Schock

1.4.1. Die sauerstoffabhängigen Zellfunktionen

Wir haben nun die gesamte Reaktionskette kennengelernt, die von den schockauslösenden Mechanismen zur Mikrozirkulationsstörung als unmittelbarer Ursache von Zellfunktionsstörung und Zelluntergang im Schock führt (Tabelle 1.6). Die Beeinträchtigung der sauerstoff- und energieabhängigen Funktionen der Zelle ist der eigentliche Angelpunkt

Tabelle 1.6. Pathogenese der Zellfunktionsstörung im Schock

Schockauslösende Faktoren	Veränderungen der Makrozirkulation			Störung der Mikrozirkulation	Störung der Zellfunktion
Hypovolämie Störung der kardialen Förderleistung Sepsis	PW ↗ HMV ↘ P ↘ AV-Shunts HMV ↗ PW ↘	Verminderung der Kapillarperfusion	lokale Stoffwechselstörung mit metabolischer Azidose	Schockspezifische Vasomotion Hyper-Koagulibität	Strömungsverlangsamung Blutansammlung Plasmaaustritt Zellaggregation Kapillarthromben Stagnation	Funktionsstörung Funktionsverlust Nekrose

des Schockgeschehens. Um dies zu verstehen, müssen wir uns die normalen sauerstoffabhängigen Funktionen der Zelle klarmachen.

Die Zelle ist ein kompliziertes Gebilde, das sich aus Zellmembran, Zellplasma, Zellkern und Zellorganellen zusammensetzt (Abb. 1.8). Die Zellorganellen (Mitochondrien, Ribosomen, Lysosomen) sind Feinstrukturen im Zellplasma, die spezielle Aufgaben im Zellstoffwechsel erfüllen.

An der Zellmembran finden die Austauschvorgänge zwischen Zelle und Interstitium statt. Dort ist die Natrium-Kalium-Pumpe der Zelle lokalisiert. Die Konzentration von Natrium und Kalium im Inneren der Zelle unterscheidet sich grundlegend von den Konzentrationen im Zwischenzellwasser und Blutplasma.

Die Natriumkonzentration beträgt im Zellwasser 10 mval/l und in der interstitiellen Flüssigkeit 140 mval/l. Umgekehrt beträgt die Kaliumkonzentration in der Zelle je nach Zellart bis zu 160 mval/l und im Interstitium 4 mval/l. Diese Konzentrationsunterschiede sind für die Funktion von großer Bedeutung. Sie werden durch die Natrium-Kalium-Pumpe der Zellen aufrecht erhalten, welche ständig Natrium aus der Zelle ins Interstitium und Kalium aus der interstitiellen Flüssigkeit ins Zellinnere pumpt. Für diesen Pumpvorgang ist Energie erforderlich.

In den Ribosomen erfolgt die Synthese von Eiweißkörpern aus Aminosäuren. Die Proteinsynthese erfolgt unter der Kontrolle der Chromosomen im Zellkern. Auch für die Proteinsynthese ist Energie erforderlich.

Energie verbrauchen schließlich die speziellen Funktionsleistungen, die von Organzellen in

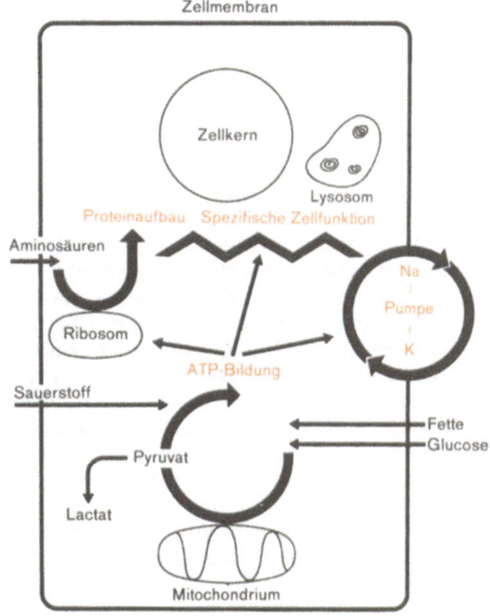

Abb. 1.8. Aufbau der Zelle und Darstellung der sauerstoffabhängigen Zellfunktionen. Die Zelle besteht aus Zellmembran, Zellkern, Zellplasma und Zellorganellen (Lysosomen, Ribosomen, Mitochondrien). Fett und Glukose werden in die Zelle aufgenommen, in den Mitochondrien werden unter Verbrauch von Sauerstoff energiereiche Phosphate gebildet. Diese liefern die Energie für den Proteinaufbau in den Ribosomen, für den Betrieb der Natrium-Kalium-Pumpe im Bereich der Zellmembran sowie für die Leistung spezifischer Zellfunktionen

unterschiedlicher Weise erbracht werden, beispielsweise die Kontraktion der Muskelzelle, die Reizbildung und -leitung der Nervenzelle, die Hormonproduktion der Drüsenzelle oder die Stoffwechselleistung der Leberzelle.

Die Energiefabrik der Zelle sind die Mitochondrien. In den Mitochondrien wird die

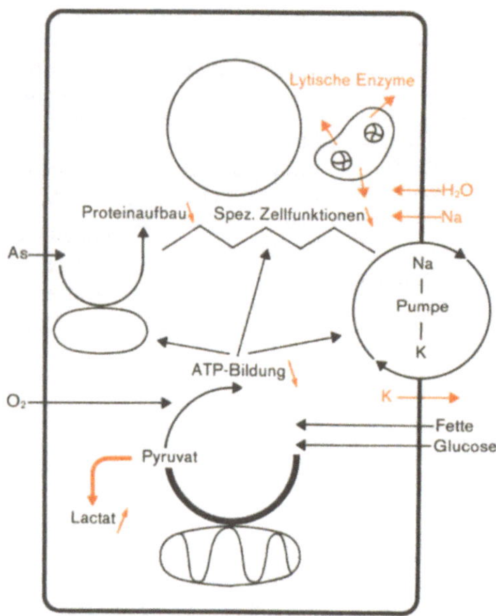

Abb. 1.9. Störung der Zellfunktionen im Schock. Durch die Störung der Sauerstoffaufnahme wird die Bildung von energiereichem Phosphat blockiert. Als Folge davon entsteht einmal vermehrt Laktat, zum anderen fehlt die Energie für den Proteinaufbau, für den Betrieb der Natrium-Kalium-Pumpe und für spezifische Zellfunktionen. Daraus resultieren einmal Zellfunktionsstörungen, zum anderen dringen Wasser und Natrium in die Zelle ein, Kalium geht aus der Zelle verloren. Der vermehrte Wasser- und Natriumgehalt führt zu einer Aufquellung der Zelle, dabei können die Lysosomen in ihrer Struktur zerstört werden und es treten lytische Enzyme aus

Energie produziert, die für die Aufrechterhaltung der Zellfunktionen erforderlich ist. Energie wird in Form des energiereichen Phosphates Adenosintriphosphat (ATP) gebildet und gespeichert. Das energiereiche Phosphat wird durch Verbrennung von Zucker und Fett erzeugt. Dazu ist Sauerstoff erforderlich. Die Synthese von ATP erfolgt über die Zwischenstufe Pyruvat. Pyruvat wird bei ausreichender Zufuhr von Sauerstoff ganz überwiegend für die Synthese von ATP herangezogen und nur in geringem Maße in Laktat umgewandelt. Diese normale Stoffwechselsituation bezeichnet man als aeroben (= sauerstoffabhängigen) Stoffwechsel.
Die Lysosomen sind Zellorganellen, die bestimmte Enzyme enthalten. Unter normalen Bedingungen werden die Enzyme entsprechend dem Bedarf des Organismus in kontrollierter Weise aus der Zelle abgegeben.

1.4.2. Entgleisung der Zellfunktionen im Schock

Wir haben uns Klarheit darüber verschafft, daß Schock eine Minderperfusion der Kapillaren und damit eine Minderversorgung der Zellen mit Energiesubstraten und Sauerstoff bedeutet.
Fehlt das Betriebsmittel Sauerstoff, so können die normalen Zellfunktionen, wie sie im vorangehenden Abschnitt dargestellt wurden, nicht mehr erfüllt werden. Die Zellfunktion wird unzureichend oder sie kommt völlig zum Erliegen (Abb. 1.9.). In schwersten Fällen reicht die Energie nicht einmal mehr aus, um die Zelle selbst am Leben zu erhalten. Es kommt zum Zelluntergang.
Wie geschieht dies im einzelnen? Als Folge des Sauerstoffmangels können aus dem Pyruvat, das aus Glukose und Fett entsteht, nur noch geringe Mengen energiereichen Phosphats gebildet werden. Statt dessen wird Pyruvat nun in Laktat umgebaut. Laktat häuft sich in der Zelle an und tritt ins Blut über. Das Ergebnis ist eine Hyperlaktatämie mit metabolischer Azidose. Man bezeichnet diese durch Sauerstoffmangel bedingte Stoffwechselsituation als anaeroben (sauerstoffunabhängigen) Stoffwechsel.
Ein Mangel an ATP bedeutet Beeinträchtigung der Eiweißsynthese. ATP-Mangel bedeutet weiterhin Beeinträchtigung der zellspezifischen Funktionen. ATP-Mangel bedeutet schließlich, daß die Natrium-Kalium-Pumpe versagt. Infolgedessen kommt es zum Natriumeinstrom in die Zelle und zum Kaliumverlust aus der Zelle. Dem einströmenden Natrium folgt Wasser. Die Zelle schwillt an, durch Zellödem und Zellazidose wird die Lysosomenmembran zerstört. Dadurch werden lysosomale Enzyme mit lytischen Eigenschaften frei, das Zelleiweiß wird aufgelöst und die lytischen Enzyme gelangen ins strömende Blut. Dadurch können sie auf alle Organe schädigend einwirken. Eine dieser nach-

teiligen Wirkungen ist eine Verminderung der Kontraktionskraft des Herzens.

Das Ausmaß der Zellfunktionsstörung und Zellzerstörung ist letztlich entscheidend für die Schwere des Kreislaufschocks sowie für die Behandlungsmöglichkeiten und Behandlungserfolge.

1.5. Organstörungen im Schock

1.5.1. Schockorgane

Zellfunktionsstörungen und Zellnekrosen als Folge der Mikrozirkulationsstörung im Schock, wie sie im vorangehenden Abschnitt besprochen wurden, können alle Zellen des Organismus betreffen. Erfahrungsgemäß sind jedoch bestimmte Organe gegenüber dem Kreislaufschock besonders empfindlich. Man bezeichnet solche Organe als Schockorgane. Die Schockorgane des Menschen sind, soweit wir dies heute wissen, in erster Linie die Lunge und die Niere, in zweiter Linie die Leber. Dabei muß man zwischen einer Organfunktionsstörung im Schock und einer Organschädigung nach Behebung des Schocks unterscheiden. Handelt es sich lediglich um eine Organfunktionsstörung im Schock — Lunge im Schock, Niere im Schock, Leber im Schock — so wird das betroffene Organ nach Behebung des Schockzustandes seine normale Funktion rasch wieder aufnehmen. Ist die Organstörung dagegen so weit fortgeschritten, daß es zur Schädigung der Organgewebe gekommen ist, so bleibt nach Beseitigung des Schocks eine Organinsuffizienz oder gar ein Funktionsversagen bestehen. Aus der Lunge im Schock ist die Schocklunge, aus der Niere im Schock die Schockniere, aus der Leber im Schock die Schockleber geworden.

1.5.2. Lunge

Die *Lunge im Schock* ist durch eine Störung der Sauerstoffaufnahme gekennzeichnet und wird durch die arterielle Hypoxie (erniedrigter PaO_2) erkennbar. Die Kohlensäureabgabe ist dabei anfangs noch normal (normaler $PaCO_2$). Entsteht eine *Schocklunge,* so kommt es nach Behebung des Schocks zu einer rasch fortschreitenden, schweren respiratorischen Insuffizienz. Die Patienten klagen über Atemnot, die Atmung ist beschleunigt, der arterielle Sauerstoffpartialdruck sinkt, die Lungendehnbarkeit nimmt ab und die Lunge wird zunehmend steifer. Dies führt bei beatmeten Patienten zu ständig höheren Beatmungsdrücken. Schließlich beginnt auch der Kohlensäurepartialdruck anzusteigen, so daß zunehmend hohe Atemvolumina erforderlich werden. In dieser fortgeschrittenen Phase ist das Schocklungensyndrom wahrscheinlich nicht mehr rückbildungsfähig. Der Patient stirbt an den Folgen der arteriellen Hypoxie.

1.5.3. Niere

Die *Niere im Schock* ist durch eine starke Durchblutungsdrosselung gekennzeichnet und wird durch eine Abnahme der glomerulären Filtratmenge, eine Störung der Konzentrationsfähigkeit und eine Verminderung der Urinproduktion erkennbar. Wenn sich diese Funktionsstörungen nach Beheben des Schocks nicht prompt zurückbilden, sondern vielmehr die Diurese weiter absinkt und die harnpflichtigen Substanzen weiter ansteigen, so ist als Schockfolge ein akutes Nierenversagen, eine *Schockniere* entstanden. Die Schockniere geht in der Mehrzahl der Fälle mit einer Oligo-Anurie einher. Es gibt jedoch auch Patienten mit akutem Nierenversagen nach Schock, die eine normale oder gesteigerte Harnmenge produzieren. Das akute Nierenversagen zeigt sich in diesem Falle in einem raschen Anstieg der harnpflichtigen Substanzen als Folge der Erniedrigung der glomerulären Filtration und der gestörten Konzentrationsfähigkeit der Niere. Die Schockniere ist heute mit den Möglichkeiten der künstlichen Niere gut behandelbar. Daß dennoch mehr als die Hälfte der Patienten mit akutem Nierenversagen auf Intensivstationen sterben, liegt an den schweren Grunderkrankungen.

Wenn das Grundleiden nicht heilbar ist, so kann auch eine Behandlung des akuten Nierenversagens den Patienten nicht mehr retten.

1.5.4. Leber

Über die Funktionsstörungen der Leber im Schock ist wenig bekannt. Es ist aber anzunehmen, daß die Leber als zentrales Stoffwechsel- und Entgiftungsorgan für den Schockverlauf eine bedeutungsvolle Rolle spielt. Eine Leberschädigung im Sinne der Schockleber ist dann zu vermuten, wenn die Leberenzyme nach Überwinden des Schocks stark ansteigen. In seltenen Fällen kann, entsprechend dem akuten Lungenversagen bei Schocklunge und dem akuten Nierenversagen bei Schockniere auch ein akutes Leberversagen nach Schock auftreten.

1.6. Hämodynamik typischer Schockmuster (Übersicht)

Die verschiedenen, mit der hämodynamischen Schocküberwachung erfaßbaren Schockmuster sind in der nachfolgenden Tabelle 1.7 nochmals einander gegenübergestellt.

Tabelle 1.7. Typische Schockmuster

Konstellation des hypovolämischen Schocks
HMV ↘   FD ↘   P ↘   PW ↗

Konstellation des kardiogenen Schocks
HMV ↘   FD ↗   P ↘   PW ↗

Konstellation des septischen Schocks
PW ↘   HMV ↗   FD ↗   P ↘

Konstellation des anaphylaktischen Schocks
PW ↘   HMV →   FD ↘   P ↘

---

2. Klinische Formen des Schocks

2.1. Klassifizierung des Schocks

Im klinischen Sprachgebrauch wird der Kreislaufschock häufig mit Zusatzbezeichnung versehen, die auf die Schockursachen hinweisen. Solche Bezeichnungen sind
- hämorrhagischer Schock (nach Blutverlust),
- traumatischer Schock (nach schweren Verletzungen),
- Verbrennungsschock (nach ausgedehnten Verbrennungen),
- Barbituratschock (nach schweren Barbituratvergiftungen),
- Penicillinschock (nach Penicillinüberempfindlichkeit).

Derartige Beschreibungen haben aber nur begrenzte Aussagekraft über den Entstehungsmechanismus und den Ablauf des Schocks. Daher hat sich für die Klinik eine Gliederung der Schockformen unter Berücksichtigung der grundlegenden, schockauslösenden Mecha-

nismen durchgesetzt, so wie wir sie im vorangehenden Abschnitt kennengelernt haben. Danach werden folgende Schockformen unterschieden: der hypovolämische Schock oder Volumenmangelschock, der kardiogene Schock, der septische Schock und der anaphylaktische Schock. Dabei darf nicht übersehen werden, daß auch Mischformen vorkommen (Tabelle 2.1). Erklärungen für solche Mischformen sind vorbestehende Herzerkrankungen, gleichzeitiges Auftreten unterschiedlicher schockauslösender Ursachen, sekundärer Volumenverlust und Beeinträchtigung der kardialen Pumpfunktion im fortgeschrittenen Schockverlauf. So kann der hypovolämische Schock in seiner reinen Form vorkommen, er kann aber auch mit einem myogenen Pumpversagen oder mit Sepsis kombiniert sein. Im Verlauf des septischen Schocks treten häufig Zeichen des Volumenmangels und des kardialen Pumpversagens auf. Ein kardiogener Schock kann ausnahmsweise auch mit Volumenmangel verbunden sein.

Tabelle 2.1. Kombinationsformen des Schocks

Hypovolämischer Schock
(Auslösung durch Abnahme des venösen Rückstroms)

Rein
Kombiniert mit myogenem Pumpversagen
Kombiniert mit Sepsis

Kardiogener Schock
(Auslösung durch Abnahme der kardialen Förderleistung)

Septischer Schock
(Auslösung durch Störung der peripheren Zirkulation)

Rein
Kombiniert mit myogenem Pumpversagen
Kombiniert mit Hypovolämie

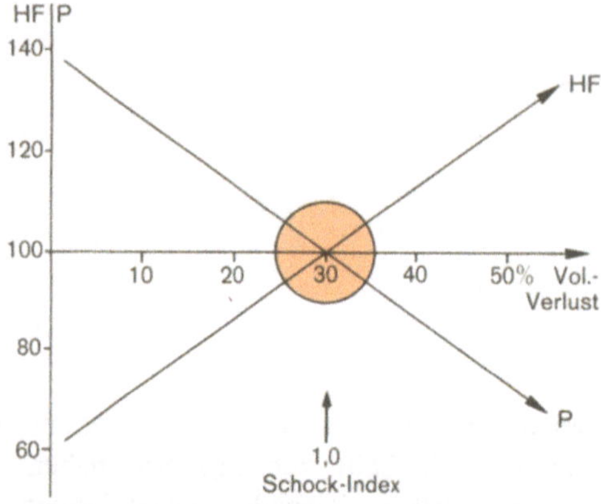

Abb. 2.1. Schockindex nach Allgöwer: Verhalten von systolischem Blutdruck (P) und Herzfrequenz (HF) beim hypovolämischen Schock. Aus: Lehrbuch der Inneren Medizin. Gross, R., Schölmerich, P. (Hrsg.). Stuttgart-New York: Schattauer 1977. Beispiel: Bei einer Herzfrequenz von HF = 120 und einem systolischen Blutdruck von P = 80 beträgt der Schockindex $\frac{120}{80}$ = 1,5, entsprechend einem Volumenverlust von 45%.

2.2. Volumenmangelschock

Ein hypovolaemischer Schock kann folgende Ursachen haben:
– äußere und innere Blutverluste (z. B. nach Verletzungen, nach Operationen, bei gastrointestinalen Blutungen, bei Blutgerinnungsstörungen),
– Plasmaverlust (z. B. nach Verbrennungen, Gewebstraumen, Ileus),
– Verlust an Körperflüssigkeit ohne entsprechenden Flüssigkeitsersatz.

Klinisch findet man alle Schockzeichen in ausgeprägter Form (siehe Seite 1). Die Schwere des Volumenmangels läßt sich mit dem Schockindex von Allgöwer abschätzen. Der Schockindex wird aus der Pulsfrequenz und dem systolischen Blutdruck berechnet:

$$\text{Schockindex} = \frac{\text{Pulsfrequenz}}{\text{systol. Blutdruck}}$$

Dieser Index beträgt normalerweise etwa 0,5. Im Schock steigt er über 1,0 an (Abb. 2.1).

2.3. Kardiogener Schock

Der schockauslösende Faktor beim kardiogenen Schock ist der Abfall des Herzminutenvolumens als Folge einer gestörten Förderleistung des Herzens. Häufigste Ursache ist ein akuter Myokardinfarkt, seltener sind Myokarditis oder Vergiftungen mit kardiotoxischen Substanzen die Ursachen eines kardiogenen Schocks. Dabei kommen jeweils vier unterschiedliche Auslösemechanismen infrage, die wenn möglich voneinander unterschieden werden müssen:
– das muskuläre Pumpversagen
– die schwere Herzrhythmusstörung
– die Ventrikeltamponade durch Herzbeutelerguß oder Blutung in den Herzbeutel
– der Schock im Gefolge einer massiven Lungenarterienembolie als Sonderform des kardiogenen Schocks.

Im kardiogenen Schock sind ebenfalls alle Schockzeichen nachweisbar. Im Unterschied zum Volumenmangelschock sind die peripheren Venen, insbesondere die Halsvenen nicht leer und kollabiert, sondern eher gefüllt oder gar gestaut. Man beurteilt die Füllung der Halsvenen am liegenden und sitzenden Patienten. Eine Steigerung des Venendruckes erkennt man daran, daß die Halsvenen im Liegen prall gefüllt sind, daß die leergestrichenen und abgedrückten Venen sich von kardial her wieder auffüllen, daß die Halsvenen auch bei aufgerichtetem Oberkörper gefüllt bleiben und in der Inspiration nicht leer laufen. Die speziellen Ursachen eines kardiogenen Schocks ergeben sich aus der Vorgeschichte, dem klinischen Untersuchungsbefund und den Zusatzuntersuchungen einschließlich Elektrokardiogramm und Röntgenuntersuchung des Thorax.

2.4. Septischer Schock

Sepsis bedeutet im strengen Sinne, daß von einem Infektionsherd ausgehend pathogene Keime in den Blutstrom gelangen und sich an anderer Stelle des Körpers absiedeln. Die klinische Erfahrung hat gezeigt, daß ein ‚septischer Schock' auch bei schweren Infektionen auftritt, die in diesem strengen Sinne keine Sepsis darstellen. Daher wird von manchen Ärzten die Bezeichnung ‚infektiös-toxischer Schock' bevorzugt. Der Begriff septischer Schock hat sich jedoch weitgehend eingebürgert.

Ursachen des septischen Schocks sind bakterielle Infekte mit Keimüberflutung und Toxinfreisetzung im Blut. Die Entwicklung eines Schocks findet sich häufiger bei Infektionen mit gramnegativen Keimen (Coli, Proteus, Klebsiellen, Pseudomonas) als bei Infektionen mit grampositiven Keimen (grampositive Kokken, Staphylokokkus aureus). Für Verlauf und Prognose des Schocks ist die Art der Erreger allerdings von untergeordneter Bedeutung.

Die typische hyperdyname Verlaufsform in der frühen Phase des septischen Schocks wurde bereits dargestellt. Im Unterschied zu anderen Schockformen ist die Haut nicht kühl und blaß, sondern erscheint warm und gut durchblutet. Dies darf nicht darüber hinwegtäuschen, daß im Bereich der Kapillaren eine Minderperfusion vorliegt. Für Patienten mit septischem Schock ist weiterhin eine ausgeprägte Hyperventilation mit respiratorischer Alkalose bei metabolischer Azidose charakteristisch. In der Spätphase geht die hyperdyname Form durch zunehmenden Volumenmangel und kardialer Insuffizienz in die hypodyname Form über. Die Aktivierung des Blutgerinnungssystems ist im septischen Schock besonders stark ausgeprägt. Typische klinische Zeichen im fortgeschrittenen Schockstadium sind umschriebene Hautnekrosen mit blasiger Abhebung der Haut. Daneben finden sich petechiale Blutungen und eine ausgeprägte Marmorierung der Haut.

2.5. Anaphylaktischer Schock

Die anaphylaktische Reaktion ist Ausdruck einer besonderen Überempfindlichkeit des Organismus gegenüber Fremdsubstanzen. Die Anaphylaxie wird durch eine Reaktion der körpereigenen Antikörper gegenüber einem in den Organismus eingedrungenen Antigen bewirkt. Eine symptomatologisch völlig gleichartige Überempfindlichkeitsreaktion kann auch ohne das Vorhandensein von Antikörpern beobachtet werden. Man bezeichnet diese Form der Überempfindlichkeit als anaphylaktoide Reaktion. Im Ablauf der Überempfindlichkeitsreaktion werden Histamine und andere Substanzen freigesetzt, die für die Schockauslösung verantwortlich sind und darüberhinaus auch auf die glatte Muskulatur des Darmes und der Bronchien einwirken. Die Auswirkungen der anaphylaktischen oder anaphylaktoiden Allgemeinreaktion sind vielfältig. Der Schock stellt nur eine besonders schwere Verlaufsform dar.

Ein anaphylaktischer oder anaphylaktoider Schock kann folgende Ursachen haben

Therapeutische und diagnostische Eingriffe:
– Arzneimittel einschließlich Immunseren
– jodhaltige Röntgenkontrastmittel und andere Testsubstanzen
– Allergenextrakte für Hauttests und zur Desensibilisierung
– kolloidale Volumenersatzmittel
– Transfusionsblut bei Fehltransfusionen

Tierische Gifte:
– Bienen, Wespen
– Hornissen, Hummeln, Ameisen

Die Symptome der anaphylaktischen oder anaphylaktoiden Reaktion werden im allgemeinen in 4 Schweregrade eingeteilt:

Schweregrad	*Symptome*
I	Allgemeinsymptome: Juckreiz, Unruhe, Schwindel, Kopfschmerzen, Hitzegefühl
II	Hautsymptome: Erytheme, Urticaria, Ödeme. Kreislaufsymptome: Anstieg der Herzfrequenz, Abfall des Blutdrucks
III	Schocksymptome und Bewußtseinsverlust. Respiratorische Symptome: Atemnot, Bronchospastik, Stridor, Zyanose
IV	Kreislauf- und Atemstillstand

Der Schock als Schweregrad III der anaphylaktischen Reaktion entwickelt sich in der Regel rapide. Er stellt die akuteste Verlaufsform eines Schocks dar und kann innerhalb weniger Minuten zum Tode führen. Häufig werden Herzklopfen, Beklemmungsgefühl oder Thoraxschmerzen geklagt. In den meisten Fällen kommt es zur Bewußtlosigkeit. Allgemeinsymptome, respiratorische Symptome, gastrointestinale Symptome und Hauterscheinungen können vorausgehen oder sich gleichzeitig mit dem Schocksyndrom entwickeln.

3. Überwachung und Beurteilung des Schockverlaufs

3.1. Sinn und Zweck der Schocküberwachung

Die Überwachungsmaßnahmen im Schock dienen dazu, die *Schwere* des Schocks zu erfassen, die *schockauslösenden Mechanismen* zu bestimmen und den *Effekt von Therapiemaßnahmen* zu kontrollieren. Hierzu stehen eine Vielzahl hämodynamischer, mikrozirkulatorischer, metabolischer und biochemischer Meßgrößen zur Verfügung. Je umfassender das Untersuchungsprogramm gestaltet werden kann und je sorgfältiger die angewendeten Meßmethoden gehandhabt werden, um so besser sind die Möglichkeiten, den Schock rasch und wirksam zu bekämpfen. In der Praxis beschränken sich unsere Überwachungsmöglichkeiten jedoch weitgehend auf hämodynamische und metabolische Veränderungen.

Der fast gesetzmäßige Ablauf der verschiedenen Schockformen bringt es mit sich, daß die Basistherapie bei allen Schockformen nach einem gleichartigen Therapieschema vorgenommen werden kann. Zur Durchführung dieser Therapiemaßnahmen reicht in der Regel ein begrenztes Meß- und Überwachungsprogramm aus. Gerade in kritischen Schocksituationen, die ein rasches Eingreifen erfordern, sollte ein allzu großer Aufwand an Diagnostik und Überwachung vermieden werden. Bei schweren Grunderkrankungen mit protrahierten Schockverläufen ist dagegen ein umfassendes und aufwendiges Meßprogramm nicht zu umgehen, da diese den Einsatz spezieller und aufwendiger Therapiemaßnahmen erfordern.

3.2. Hämodynamische Meßgrößen

Das Verhalten der Hämodynamik ergibt sich aus dem Zusammenspiel von Herz, arteriellem und venösem Gefäßsystem, Blutvolumen und Blutviskosität. Da es hämodynamische Störungen sind, die den Kreislaufschock auslösen und unterhalten und da sich die Therapie des Schocks vor allem auf eine Korrektur dieser Störungen konzentrieren muß, kommt der Überwachung von hämodynamischen Meßgrößen die weitaus größte Bedeutung zu.

3.2.1. Blutvolumen

3.2.1.1. Grundlagen. Das aktuelle Blutvolumen entspricht der Blutmenge, die im Gefäßsystem enthalten ist. Es liegt auf der Hand, daß eine geregelte Funktionsweise des Kreislaufs nur dann gegeben ist, wenn ein ausgewogenes Verhältnis zwischen dem Fassungsvermögen des Herzkreislaufsystems und der darin enthaltenen Blutmenge besteht.

Im Kreislaufschock kommt der Überwachung des Blutvolumens insofern eine besondere Bedeutung zu, als es bei jedem Schock zu Störungen im Verhältnis von Fassungs- und Füllungsvolumen des Kreislaufs kommen kann. Da sich der Volumenbedarf unter Normalbedingungen nicht immer mit dem Volumenbedarf unter Schockbedingungen deckt, besagen die Absolutwerte des Blutvolumens wenig. Allein entscheidend ist der jeweilige „aktuelle" Blutvolumenbedarf.

Das Blutvolumen kann mit Hilfe direkter oder indirekter Methoden bestimmt werden. Die direkte Messung des Blutvolumens er-

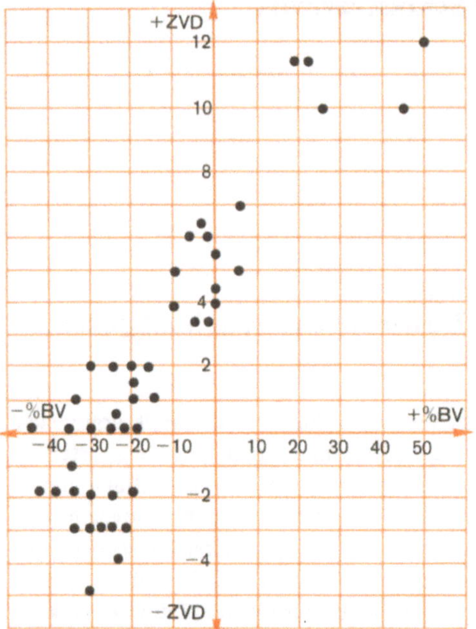

Abb. 3.1. Beziehungen zwischen zentralem Venendruck (VD) und Blutvolumen (BV). Nach C. Burri: Der zentrale Venendruck. Erlangen 1971

folgt nach dem Indikator-Verdünnungsprinzip unter Verwendung radioaktiver Substanzen. Zur indirekten Bestimmung des Blutvolumens werden die Meßwerte des zentralen Venendrucks (ZVD) herangezogen.

3.2.1.2. Indikator-Verdünnungsmethode. Bei der Blutvolumenbestimmung nach dem Indikator-Verdünnungsprinzip wird eine bestimmte Menge radioaktiven Albumins oder chrommarkierter Erythrozyten in die Blutbahn injiziert und nach ausreichender Durchmischungszeit die Konzentration der Radioaktivität in einer Blutprobe bestimmt (Volemetron). Aus dem Verdünnungsgrad der injizierten Isotopen wird das Gesamtblutvolumen berechnet. Bei starker Verdünnung (= niedrige Konzentration) des injizierten Indikators muß das Blutvolumen entsprechend groß sein und bei geringer Verdünnung (= hohe Konzentration der Testsubstanz in der Blutprobe) entsprechend klein.

Eine exakte Bestimmung des Blutvolumens mit Hilfe dieser Methode ist nur dann möglich, wenn eine vollständige und gleichmäßige

Verteilung und Durchmischung der Isotopen innerhalb des intravaskulären Blutvolumens stattfindet und wenn kein Indikator verloren geht.

Da diese beiden Voraussetzungen im Schock keineswegs immer gegeben sind, ist die Methode der direkten Blutvolumenbestimmung im Schock nur bedingt brauchbar.

3.2.1.3. Blutvolumenbestimmung mit Hilfe des ZVD. Der in einer zentralen Vene gemessene Druck (ZVD) spiegelt — ähnlich wie ein Wasserstandsanzeiger — die Größe des intravaskulären Blutvolumens wider. Eine akute Abnahme des Blutvolumens führt zu einem Abfall des ZVD. Die Ablesung der Meßwerte erfolgt in cm H_2O. Die Abb. 3.1 läßt erkennen, daß die Meßwerte von aktuellem Blutvolumen und zentralem Venendruck gut miteinander übereinstimmen. Die erforderlichen Meßabstände bei der Überwachung des ZVD sind auf Abb. 3.2 dargestellt.

3.2.1.4. Normwerte. Als Normwerte des Blutvolumens gelten 2,4 l/qm Körperoberfläche bei der Frau und 2,8 l/qm Körperoberfläche beim Mann. Diese Werte entsprechen 6,5% des Körpergewichts der Frau und 7,5% des Körpergewichts beim Mann.

Die Normwerte des zentralen Venendrucks liegen zwischen 5 und 12 cm H_2O. Die praktische Durchführung der ZVD-Messung wird weiter unten besprochen. (s. S. 40)

3.2.2. Blutviskosität

Wie im Anfangskapitel besprochen, stellt das Fließverhalten des Blutes (Viskosität) einen nicht zu unterschätzenden Faktor im Ablauf des Kreislaufschocks dar. Die Blutviskosität ist abhängig von der Höhe des Hämatokrits, vom Eiweißgehalt des Plasmas und von der Fließgeschwindigkeit des Blutes. Ein Anstieg der Blutviskosität führt zu einer Zunahme des peripheren Strömungswiderstandes und damit auch zu einer vermehrten Nachbelastung des linken Herzens und umgekehrt.

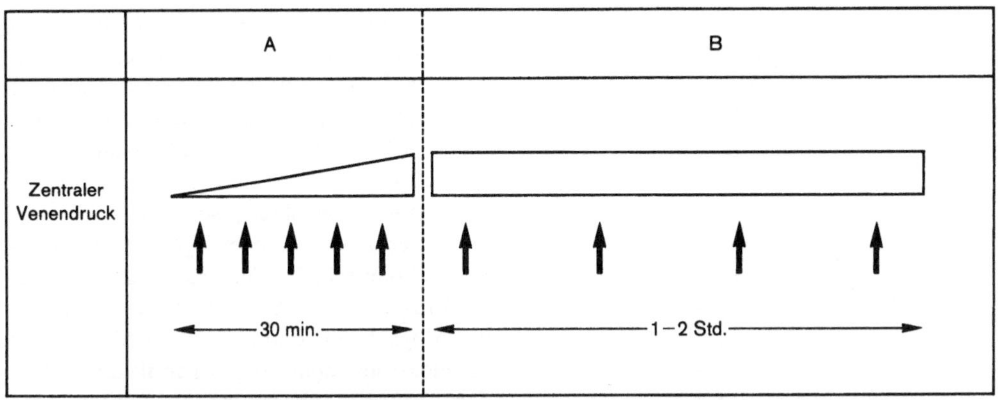

Abb. 3.2. Meßplan zur Überwachung des zentralen Venendrucks A) = Initiale Behandlungsphase bis zur Normalisierung des arteriellen Drucks. B) = weitere Beobachtungsphase nach Normalisierung des arteriellen Drucks. Die im unteren Teil der Abb. angegebenen Zeiten beziehen sich auf die mit senkrechten Pfeilen markierten Meßabstände

Da sich Hämatokrit und Fließgeschwindigkeit in den einzelnen Gefäßabschnitten (Arterien, Arteriolen, Kapillaren, Venolen) in unterschiedlicher Weise verhalten, ist eine Pauschal-Messung der Viskosität nicht möglich. Wir können allerdings indirekte Rückschlüsse aus der Höhe der Hämatokritwerte im venösen Blut ziehen. Erfahrungsgemäß ist bei Hämatokritwerten zwischen 30 und 40% mit den günstigsten Fließbedingungen des Blutes zu rechnen.

3.2.3. Arterieller Blutdruck

3.2.3.1. Grundlagen. Arterieller Druck, Herzminutenvolumen und peripherer Gefäßwiderstand stellen die Kenngrößen des arteriellen Kreislaufschenkels dar und zeigen im Kreislaufschock charakteristische Abweichungen von der Norm. Während der arterielle Druck und das Herzminutenvolumen direkt gemessen werden können, wird der periphere Widerstand aus Druck und Herzminutenvolumen berechnet.

Der arterielle Blutdruck entspricht der Kraft, die das Blut durch das Gefäßsystem fortbewegt. Da diese treibende Kraft nicht kontinuierlich, sondern in Abhängigkeit von den Herzaktionen stoßweise zur Wirkung kommt, präsentiert sich der arterielle Druck in Form einer Druckkurve. Der Gipfel der Druckkurve, also der höchste Druckwert, entspricht

dem systolischen Blutdruck, das Tal der Druckkurve entspricht dem diastolischen Blutdruck.

Die Differenz zwischen systolischem und diastolischem arteriellem Druck wird als Blutdruckamplitude bezeichnet. Eine große Druckamplitude (über 50 mm Hg) läßt auf ein großes Schlagvolumen, eine kleine Druckamplitude (unter 30 mm Hg) auf ein kleines Schlagvolumen schließen. Systolischer und diastolischer Blutdruck werden jedoch nicht nur von der Größe des Schlagvolumens, sondern auch von anderen Faktoren wie beispielsweise der Elastizität der Arterien beeinflußt. Daher wird als maßgebliche Größe der arterielle Mitteldruck herangezogen. Der arterielle Mitteldruck spiegelt den effektiv wirksamen Perfusionsdruck wider und ist daher für die Verlaufsüberwachung im Schock besonders gut geeignet. Die arteriellen Mitteldruckwerte werden in der Aorta oder den großen Stammarterien gemessen, wo sie sich etwa gleich verhalten. In der Kreislaufperipherie, insbesondere im Bereich der Arteriolen fällt der arterielle Mitteldruck steil ab.

Der arterielle Blutdruck kann unblutig nach Riva-Rocci oder blutig mit Hilfe eines Druckwandlers und eines Druckmeßverstärkers gemessen werden.

3.2.3.2. Unblutige Druckmessung. Die unblutige Druckmessung hat den Vorteil, daß sie jederzeit rasch, risikolos und ohne apparati-

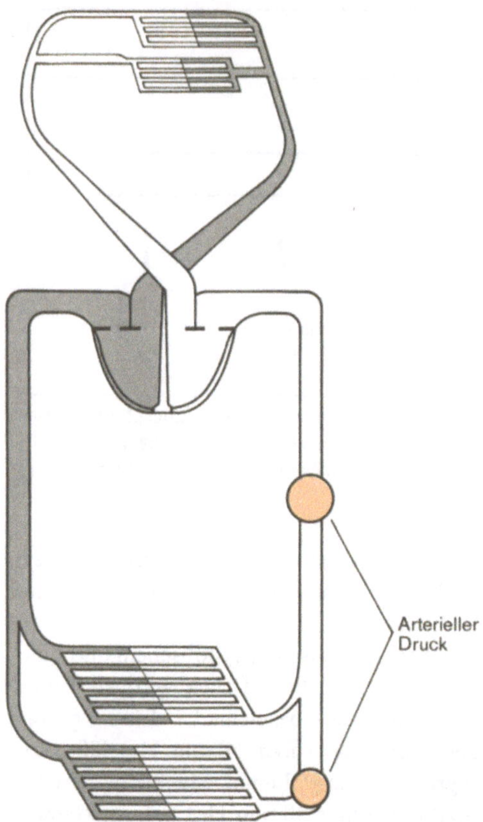

Abb. 3.3. Kreislaufschema mit Darstellung der Meßstellen des arteriellen Blutdrucks (zentral: Aorta abdominalis, peripher: A. femoralis, A. radialis)

ven Aufwand eingesetzt werden kann. Von Nachteil ist die Ungenauigkeit ihrer Meßwerte. Fehler können bereits durch einen unterschiedlichen Armumfang oder durch zu loses Anlegen der Blutdruckmanschette entstehen. Hinzu kommen die Schwierigkeiten beim Auskultieren der Gefäßgeräusche, die im Schock häufig kaum noch wahrnehmbar sind. Vergleichsmessungen mit blutigen und unblutigen Methoden haben darüberhinaus ergeben, daß die mit der Riva-Rocci-Methode gemessenen Werte bei starker Kreislaufzentralisation in der Regel zu niedrig sind, was auf die ausgeprägte Vasokonstriktion der peripheren Arterien zurückzuführen ist.

3.2.3.3. Blutige Druckmessung. Die blutige Druckmessung erfolgt mit Hilfe einer Punk-

tionsnadel oder eines arteriellen Gefäßkatheters (Abb. 3.3). Sie stellt damit ein „invasives" Meßverfahren dar. Voraussetzung ist eine entsprechende apparative Ausrüstung mit Druckwandler, Druckmeßverstärker und Schreibgerät (s. S. 41). Ist das ganze Meßsystem einmal installiert, so ist der überwachungstechnische Aufwand gering. Die blutige Methode erlaubt eine präzise und fortlaufend registrierbare Druckmessung und bietet die Möglichkeit, den arteriellen Mitteldruck auf elektronischem Wege zu ermitteln. Neben dem größeren apparativen Aufwand und der Notwendigkeit, einen arteriellen Zugang zu verschaffen, sind die Nachteile der blutigen Druckmessung die Gefahr von Gefäßverletzungen beim Einführen der Katheter und die Gefahr thromboembolischer Komplikationen. Bei sorgfältiger und gleichmäßiger Durchspülung des Kathetersystems und bei regelmäßiger Kontrolle der Punktionsstellen sind derartige Komplikationen jedoch selten. Die distal von der Punktionsstelle gelegenen Pulse sind in jedem Falle regelmäßig zu kontrollieren. Unter Berücksichtigung der genannten Vor- und Nachteile beider Methoden ist die unblutige Druckmessung bei unkomplizierten und kurzfristigen Schockverläufen (z. B. haemorrhagischer Schock, anaphylaktischer Schock) vorzuziehen. Bei allen protrahierten Schockverläufen (z. B. septischer Schock, kardiogener Schock) empfiehlt sich dagegen die blutige Druckmessung.

3.2.3.4. Normwerte. Die Normwerte des systolischen Drucks liegen in einem Bereich von 100 bis 140 mm Hg, die des diastolischen Drucks in einem Bereich von 60 bis 90 mm Hg. Systolische Blutdruckwerte unter 90 mm Hg sind pathologisch.
Die Normwerte des arteriellen Mitteldrucks liegen bei 80 bis 100 mm Hg. Der kritische Grenzwert liegt hier bei 70 mm Hg.
Zur Schocküberwachung sind Messungen des arteriellen Drucks im Abstand von 30 bis 60 min vorzunehmen und zu registrieren (Abb. 3.4).

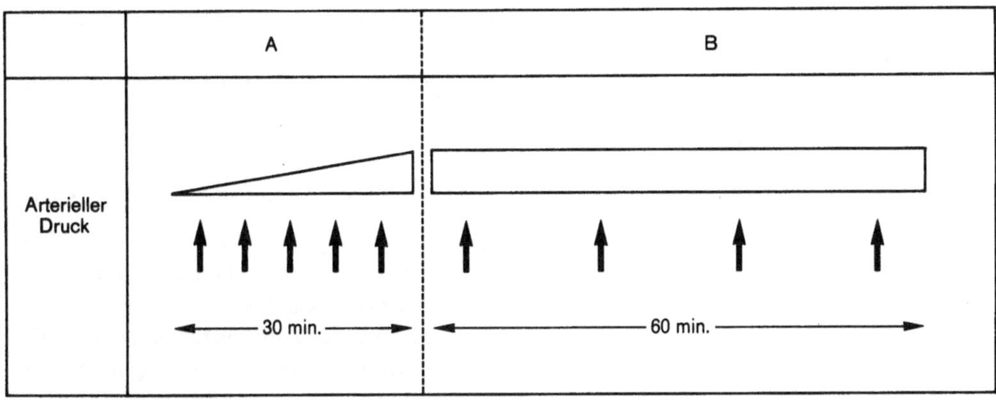

Abb. 3.4. Meßplan zur Überwachung des arteriellen Blutdrucks. (Symbole s. Abb. 3.2.)

3.2.4. Herzminutenvolumen

3.2.4.1. Grundlagen. Neben dem arteriellen Druck ist das Herzminutenvolumen ausschlaggebend für eine ausreichende Durchblutung der Körperperipherie.

Das Herzminutenvolumen ist definiert als die Blutmenge, die während einer Minute durch den Kreislauf zirkuliert. Das Herzminutenvolumen kann nach drei verschiedenen Methoden gemessen werden:
- nach der Fick'schen Methode
- mit Hilfe von Indikator-Verdünnungsmethoden
- mit Hilfe der Impedanz-Kardiographie.

Während die Fick'sche Methode und die Indikator-Verdünnungsmethode zu den blutigen Methoden zählen, die einen Zugang zum Gefäßsystem erfordern, gehört die Impedanz-Kardiographie zu den nicht invasiven unblutigen Meßmethoden.

3.2.4.2. Fick'sche Methode. Zur Bestimmung des Herzminutenvolumens nach der Fick'schen Methode müssen Sauerstoffaufnahme und arteriovenöse Sauerstoffgehaltsdifferenz (avD-O_2) gemessen werden.

Die Berechnung des Herzminutenvolumens erfolgt nach der Formel:

$$HMV = \frac{O_2\text{-Aufnahme (ml/min)}}{avD\text{-}O_2 \text{ (ml/100 ml)}}$$

Setzt man eine gleichgroße Sauerstoffaufnahme voraus, so ist eine große avD-O_2 nach dieser Formel gleichbedeutend mit einem kleinen Herzminutenvolumen. Umgekehrt ist eine kleine avD-O_2 gleichbedeutend mit einem großen Herzminutenvolumen. Aufgrund dieser Beziehungen zwischen avD-O_2 und HMV beschränken sich manche Untersucher auf Messungen der avD-O_2 und verzichten auf eine Berechnung des HMV.

Der arterielle und gemischtvenöse Sauerstoffgehalt, der für die Ermittlung der avD-O_2 erforderlich ist, kann direkt gemessen werden oder aus Haemoglobinkonzentration und Sauerstoffsättigung im arteriellen und gemischt-venösen Blut berechnet werden. Für die Messung muß Blut aus der Arteria pulmonalis und aus einer Arterie des großen Körperkreislaufs entnommen werden (Abb. 3.5).

Zur Bestimmung der Sauerstoffaufnahme muß der Sauerstoffgehalt der Einatemluft und Ausatemluft gemessen werden. Dazu wird die Atemluft am besten in Atemgassäcken (Douglas-Säcken) gesammelt.

Die Fick'sche Methode zeichnet sich durch eine große Meßgenauigkeit aus, die mit kleiner werdendem Herzminutenvolumen noch weiter zunimmt. So betrachtet ist die Fick'sche Methode für HMV-Messungen im Schock besonders gut geeignet. Lediglich bei Vorliegen von Shunt-Vitien ist diese Methode nicht brauchbar, da ein Teil des Blutes die Lunge nicht passiert. Der Meßaufwand ist jedoch, insbesondere im Hinblick auf die Sauerstoffanalyse der Atemluft, so erheblich, daß die Fick'sche Methode für die praktische Schocküberwachung nur selten angewandt wird.

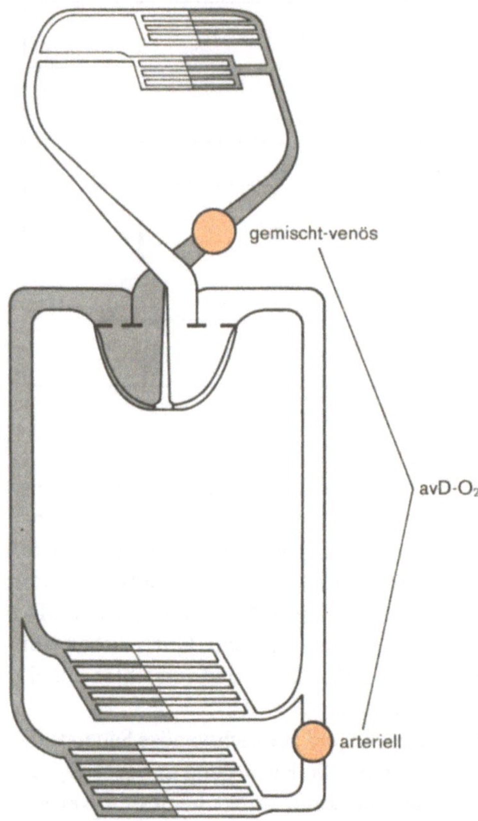

Abb. 3.5. Kreislaufschema mit Darstellung der Blutentnahmestellen für die Messung des Herzminutenvolumens nach dem Fick'schen Prinzip

3.2.4.3. Indikator-Verdünnungsmethode. Bei der Herzminutenvolumenbestimmung nach dem Indikator-Verdünnungsprinzip wird dem Blut des Patienten eine bekannte Menge eines Indikators zugesetzt und die verbliebene Konzentration nach Durchmischung mit dem Blut stromabwärts gemessen. Indikator-Injektion und Messung müssen in einem der Stammgefäße (rechter Vorhof, A. pulmonalis, Aorta) erfolgen.

Bei großem Herzminutenvolumen kommt es zu einer starken Verdünnung, bei kleinem Herzminutenvolumen dagegen zu einer geringen Verdünnung des Indikators. Schreibt man die Konzentrationskurve des Indikators mit, so findet sich im ersteren Fall ein geringer Kurvenanstieg, im letzteren Fall ein starker Kurvenanstieg. Voraussetzung ist, daß eine gründliche Durchmischung von Blut und Indi-

kator gewährleistet ist und daß kein Indikator verlorengeht.

Die Berechnung des HMV erfolgt nach der Formel:

$$HMV = \frac{\text{injizierte Indikatormenge}}{\text{Fläche der Konzentrationszeitkurve}}$$

Die Berechnung des HMV kann mit Hilfe kleiner Computer vorgenommen werden, in die die erforderlichen Daten eingegeben werden. Als Indikatorsubstanzen können Farbstoffe, Isotopen oder Kältelösungen verwendet werden.

In der intensivmedizinischen Praxis hat sich die *Kälte-Verdünnungsmethode (Thermodilution)* am meisten durchgesetzt. Bei dieser Methode wird die Kältelösung in die Vena cava superior oder in den rechten Vorhof injiziert und die hierdurch hervorgerufene Temperaturänderung des Blutes in der Pulmonalarterie registriert (Abb. 3.6). Durch Verwendung von Pulmonaliseinschwemmkathetern mit endständig angebrachtem Temperaturfühler und durch Einsatz kleiner Computergeräte zur sofortigen Berechnung des HMV wurde die Thermodilutionsmethode zu einer klinisch anwendbaren bettseitigen Routinemethode entwickelt. Die Einzelheiten des Meßvorganges werden weiter unten berücksichtigt (s. S. 44).

Bei Anwendung der *Farbstoffverdünnungsmethode* erfolgt die Injektion des Farbstoffs in die Arteria pulmonalis. Die Messung der Farbstoffkonzentration kann in der Aorta oder in einer der großen Stammarterien vorgenommen werden (Abb. 3.7).

Ein wesentlicher Nachteil der Farbstoffverdünnungsmethode besteht darin, daß der Farbstoff für längere Zeit im Kreislauf verbleibt und die im Organismus verbliebene Farbstoffmenge bei nachfolgenden Messungen mitberücksichtigt werden muß. Auch für die Farbstoffverdünnungsmethode wurden Computer zur Berechnung des Herzminutenvolumens entwickelt.

3.2.4.4. Impedanz-Kardiographie. Die Impedanz-Kardiographie gehört zu den indirekten, nicht invasiven Meßverfahren und ermöglicht u. a. die Bestimmung des Schlagvolumens.

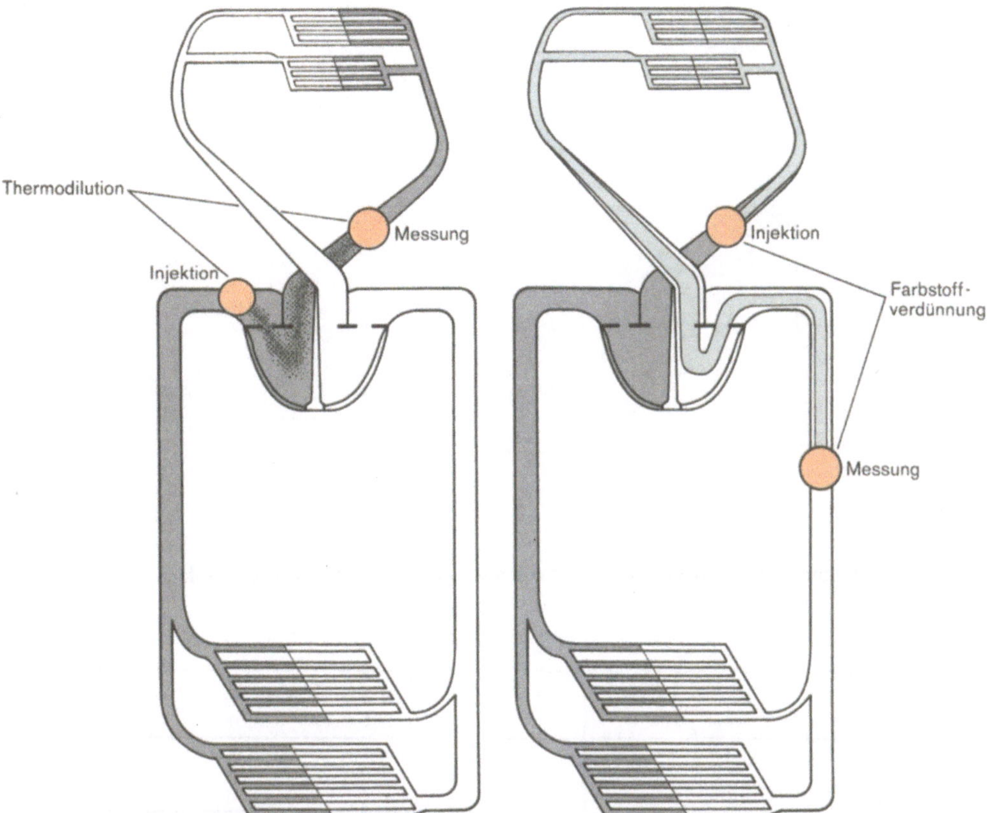

Abb. 3.6. Kreislaufschema mit Darstellung von Injektions- und Meßort bei Anwendung der Thermodilutionsmethode zur Messung des Herzminutenvolumens

Abb. 3.7. Kreislaufschema mit Darstellung von Injektions- und Meßort bei Anwendung der Farbstoffverdünnungsmethode zur Bestimmung des Herzminutenvolumens. Die Meßstrecke reicht hier von der A. pulmonalis bis in den arteriellen Kreislaufschenkel

Die Meßmethode beruht auf der Erfassung bioelektrischer Widerstandsveränderungen im Thorax, die durch die zyklischen Blutvolumenverschiebungen des Herzens zustande kommen.

Die Ableitung der Impedanzkurven erfolgt über zirkuläre Bandelektroden, die an Hals und Thorax angebracht werden (Abb. 3.8). Das Schlagvolumen kann in einfacher Weise aus Amplitudenhöhe der Impedanzkurve, Austreibungszeit des Herzens, Meßelektrodenabstand und Grundwiderstand berechnet werden.

Bei der Ableitung der Impedanzkurven sind bestimmte äußere Meßbedingungen (Elektrodenlage, Patientenlagerung, Atemzyklus) einzuhalten, da sonst ein Vergleich der Meßwerte nicht möglich ist. Nach den bisherigen klinischen Erfahrungen ist die Impedanz-Kardiographie zwar für Verlaufskontrollen am gleichen Patienten gut geeignet, jedoch zur absoluten Bestimmung von Schlagvolumen und Herzminutenvolumen *im Schock* nur sehr bedingt brauchbar.

3.2.4.5. Normwerte. Die Normwerte des Herzminutenvolumens betragen in Ruhe je nach Größe und Gewicht des Patienten zwischen 3 und 6 l/min. Sie steigen unter starker körperlicher Belastung bis auf Werte um 12 l/min an.

Da zwischen der Körpergröße und der Größe des Herzminutenvolumens enge Beziehungen bestehen, empfiehlt es sich, bei der Angabe

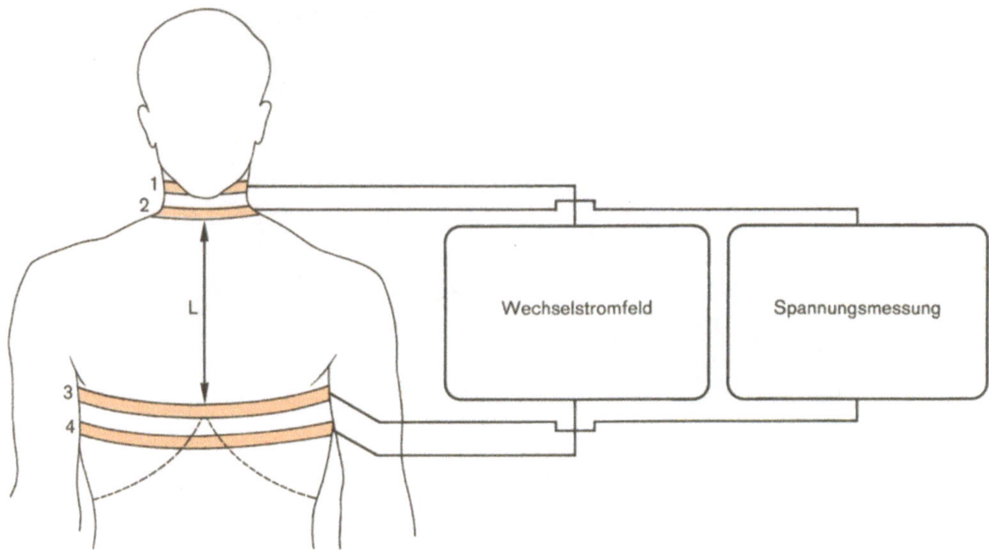

Abb. 3.8. Darstellung der Elektrodenlage bei Anwendung der Impedanz-Kardiographie

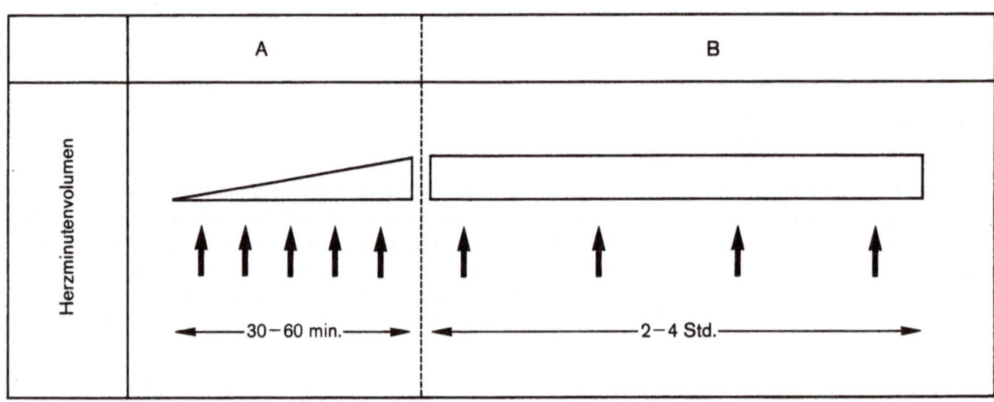

Abb. 3.9. Meßplan zur Überwachung des Herzminutenvolumens. (Symbole s. Abb. 3.2.)

des HMV die jeweilige Körperoberfläche des Patienten zu berücksichtigen. Bei einer derartigen Umrechnung wird der Meßwert des HMV durch die Größe der Körperoberfläche geteilt. Man erhält dadurch den sog. „Herzminutenvolumen-Index" oder kurz „Herzindex", der die Größe des Herzminutenvolumens pro qm Körperoberfläche angibt. Die Normwerte des HMV-Index betragen in Ruhe 3,0–4,4 l/min/qm. Die Körperoberfläche kann mit Hilfe eines Nomogrammes aus Körpergröße und Körpergewicht ermittelt werden.

Entsprechend dem Herzminutenvolumen-Index gibt es auch einen Schlagvolumen-Index. Das Schlagvolumen wird in gleicher Weise auf eine Körperoberfläche von 1 qm umgerechnet. Die Normwerte betragen 30–65 ml/qm Körperoberfläche.
Während der Anfangsphase des Schocks sollte die Messung des Herzminutenvolumens im Abstand von 30–60 min vorgenommen werden. Ist der Kreislauf durch die Schocktherapie stabilisiert, genügen Messungen im Abstand von 2–4 Std (Abb. 3.9).

3.2.5. Peripherer Gefäßwiderstand

Als peripheren Widerstand bezeichnet man den Strömungswiderstand, den die Gefäße der Blutströmung entgegensetzen. Das Herz muß als Pumporgan diesen Strömungswiderstand überwinden, um Blut in die Kapillaren und zurück zum Herzen zu pumpen. Der periphere Strömungswiderstand bestimmt die sog. Nachbelastung des Herzens. Er wird aus der Differenz von arteriellem und zentral-venösem Druck und dem Herzminutenvolumen berechnet. P ist die Differenz zwischen arteriellem Mitteldruck und zentralem Venendruck und entspricht dem Druckgefälle innerhalb des großen Kreislaufs.

Für die allgemein übliche Umrechnung des peripheren Gesamtwiderstandes in das CGS-System (dyn $\times$ sec $\times$ cm^{-5}) muß der ermittelte Wert noch mit 80 multipliziert werden. Die endgültige Formel zur Berechnung des peripheren Widerstandes im Körperkreislauf (R_K) lautet somit:

$$R_K = 80 \times \frac{P\,(mm\,Hg)}{HMV\,(l/min)}$$

Für die Ermittlung von P ist eine Umrechnung der zentralen Venendruckwerte von cm H_2O in mm Hg erforderlich.
Für die Umrechnung von cm H_2O in mm Hg besteht folgende Beziehung:

$$1\,cm\,H_2O = 0,74\,mm\,Hg.$$

Nach dieser Beziehung müssen die in cm H_2O gemessenen Werte mit 0,74 multipliziert werden. Ein zentraler Venendruck von 8 cm Wassersäule entspricht somit einem Druck von 5,9 mm Quecksilbersäule.
Will man eine Umrechnung von mm Hg in cm H_2O vornehmen, so gilt die Beziehung:

$$1\,mm\,Hg = 1,36\,cm\,H_2O.$$

Ein zentraler Venendruck von 6 mm Hg entspricht somit einem Druck von 8,1 cm H_2O.

Die mit der oben genannten Formel für den peripheren Widerstand errechneten Werte geben die Gesamtheit der Widerstände aller Gefäßabschnitte und Teilkreisläufe im großen Kreislauf wieder. Der periphere Gefäßwiderstand wird deshalb häufig auch als peripherer Gesamtwiderstand bezeichnet. Die Arteriolen spielen eine ausschlaggebende Rolle für den Gefäßwiderstand und werden aus diesem Grunde auch als Widerstandsgefäße bezeichnet (s. S. 3).

Eine Weitstellung der Arteriolen führt zu einem Abfall des peripheren Widerstandes und zugleich zu einer Zunahme der kapillären Durchströmung mit Blut. Eine Engstellung der Arteriolen führt zu einem Anstieg des peripheren Widerstandes und zugleich zu einer Drosselung der nachgeschalteten Kapillardurchblutung. Letzteres kann in der Zentralisationsphase des Kreislaufschocks besonders gut beobachtet werden.

Die Normwerte des gesamten Gefäßwiderstandes (R_K) im großen Kreislauf liegen in Ruhe und bei normaler Zimmertemperatur bei 900 bis 1300 dyn $\times$ sec $\times$ cm^{-5}.

Entsprechend dem Gesamtwiderstand im Körperkreislauf kann der Gesamtgefäßwiderstand im Lungenkreislauf berechnet werden. Die Formel zur Berechnung des Lungengefäßwiderstandes (R_K) lautet:

$$R_L = 80 \times \frac{P\,(mm\,Hg)}{HMV\,(l/min)}\,.$$

Hierzu wird die Druckdifferenz zwischen mittlerem Pulmonalarteriendruck und linkem Vorhofdruck herangezogen. Da der enddiastolische Pulmonalarteriendruck dem linken Vorhofdruck entspricht, können die zur Berechnung des Lungenwiderstandes erforderlichen Druckbestimmungen mit Hilfe eines einzigen Pulmonalarterienkatheters vorgenommen werden.

3.2.6. Zentraler Venendruck (ZVD)

Der venöse Kreislaufabschnitt beherbergt ca. 80% des Blutvolumens und wird daher auch als Kapazitätssystem bezeichnet. Als charak-

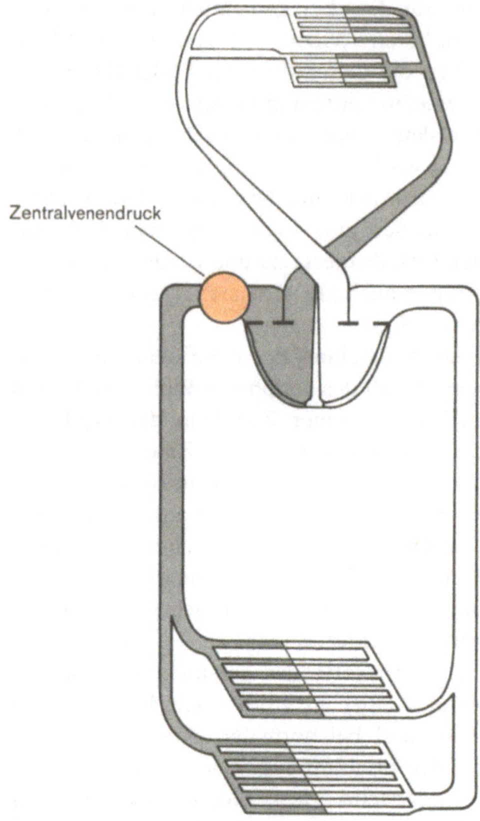

Abb. 3.10. Kreislaufschema mit Darstellung der Meßstelle für den zentralen Venendruck

teristische Kenngröße des venösen Kreislaufschenkels ist der zentrale Venendruck (ZVD) anzusehen. Wir haben bei der Besprechung der Blutvolumenbestimmung bereits gelernt, daß das Druckverhalten im venösen Kreislaufschenkel von der Größe der intravasalen Blutmenge abhängt. Es wird darüberhinaus von der Höhe des Venentonus und von der Funktionsweise des rechten Herzventrikels bestimmt.

Die Messung des ZVD erfolgt mit Hilfe eines perkutan oder durch Venaesectio eingeführten Gefäßkatheters, dessen Spitze bis zur V. cava sup. (2–3 cm oberhalb des rechten Vorhofs) vorgeschoben wird (Abb. 3.10). Der Katheter wird an ein Flüssigkeitsmanometersystem mit Zentimeterskala angeschlossen (Venotonometer). Die in der V. cava sup. gemessenen Druckwerte entsprechen dem mittleren rechten Vorhofdruck. Die Ablesung erfolgt in cm Wassersäule.

Die Normwerte des ZVD liegen zwischen 5 und 12 cm H_2O. Die praktische Durchführung der Messung wird weiter unten beschrieben (s. S. 40). Die Messung des ZVD sollte zu Beginn des Schocks im Abstand von 30 min, im weiteren Verlauf des Schocks im Abstand von 2 Std vorgenommen werden (Abb. 3.2). Bei Vorliegen eines kardiogenen oder eines septischen Schocks ist der ZVD nach Infusion von jeweils 250 ml eines Volumenersatzmittels zu kontrollieren.

3.2.7. Kontrolle der Herzfunktion

3.2.7.1. Grundlagen. Die Förderleistung der Herzkammern hängt von der Kammerfüllung sowie dem muskulären Pumpvermögen ab. Während es beim Volumenmangelschock zu einer Abnahme des venösen Rückstroms und damit der Füllung der Herzkammern kommt, steht im kardiogenen Schock und in der Spätphase des septischen Schocks die Beeinträchtigung der muskulären Pumpfunktion im Vordergrund. Eine kontinuierliche Überwachung der kardialen Pumpleistung gehört somit zu den wesentlichen Aufgaben der Schocküberwachung.

Herzkatheteruntersuchungen haben gezeigt, daß d Funktionszustand der Herzkammern am besten mit Hilfe des enddiastolischen Ventrikeldrucks, der dem „Füllungsdruck" entspricht, beschrieben werden kann. Der enddiastolische Ventrikeldruck steigt proportional zum Insuffizienzgrad der Herzkammer an, da das insuffiziente Herz sein Füllungsvolumen nicht ausreichend auswerfen kann (s. S. 2).

Da eine fortlaufende Messung der enddiastolischen Ventrikeldrücke mittels Herzkatheter wegen der Gefahr von Extrasystolien und Thromboembolien kontraindiziert ist, müssen Meßgrößen herangezogen werden, die die enddiastolischen Drücke mittelbar wiedergeben und deren Überwachung ohne Risiko möglich ist.

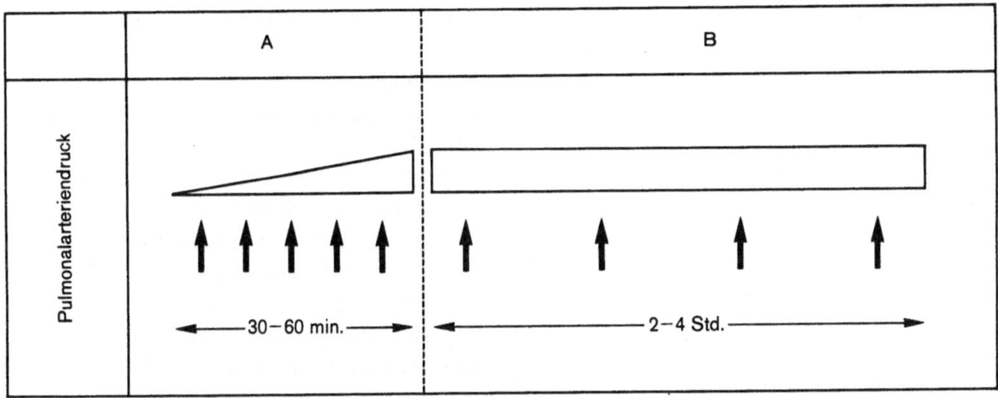

Abb. 3.11. Meßplan zur Überwachung des Pulmonalarteriendrucks (Symbole s. Abb. 3.2.)

3.2.7.2. Pulmonalarteriendrücke zur Funktionsüberwachung des linken Ventrikels.

Dem enddiastolischen Druck im linken Ventrikel entspricht, sofern kein Mitralklappenfehler vorliegt, der pulmonale Kapillardruck, der auch PC-Druck (PCP) genannt wird.

Liegt keine pulmonale Gefäßsklerose vor, so kann auch der enddiastolische Pulmonalarteriendruck als Kenngröße des enddiastolischen Druckes im linken Ventrikel überwacht werden. Beide Drücke können mit Hilfe eines Pulmonalarterieneinschwemmkatheters gemessen werden.

Für die Bestimmung des PC-Druckes wird der Pulmonalarterienkatheter bis zum „Steckenbleiben" in einem peripheren Lungenarterienast (wedge-Position) vorgeschoben und der Druck nach Aufblocken des an der Spitze gelegenen Ballons gemessen.

Für die Langzeitüberwachung ist die PC-Druckmessung allerdings nicht geeignet, da der Pulmonalarterienkatheter wegen der Gefahr eines Lungeninfarktes nicht für längere Zeit in wedge-Position belassen werden darf.

Die Ermittlung des enddiastolischen Pulmonalarteriendrucks erfolgt durch gleichzeitiges Registrieren von Pulmonalarterienkurve und EKG. Fällt man von der Spitze der R-Zacke im EKG das Lot auf die Pulmonalis-Druckkurve, so entspricht der Schnittpunkt dem Meßort des enddiastolischen Pulmonalarteriendrucks. Der Druckwert wird unter Zuhilfenahme der Eichzacke durch Ausmessen der Höhe zwischen Nullinie und Schnittpunkt berechnet (s. Abb. 3.19).

Die Normwerte betragen 6–12 mm Hg. Enddiastolische Pulmonalarterien-Druckwerte über 15–20 mm Hg sind pathologisch und weisen auf das Vorliegen einer bedrohlichen Linksherzinsuffizienz hin.

Beim kardiogenen und beim septischen Schock bietet die Kontrolle des enddiastolischen Pulmonalarteriendruckes die beste Gewähr dafür, daß eine beginnende Linksherzinsuffizienz rechtzeitig erkannt und eine Volumenüberlastung durch Plasmaersatzmittel oder Infusionslösungen vermieden wird.

Die Messungen sollten zu Beginn des Schocks im Abstand von 30 bis 60 min, später je nach Ursache und Verlauf des Schocks im Abstand von 2–4 Std. vorgenommen werden (Abb. 3.11). Beim kardiogenen und beim septischen Schock sollte der enddiastolische Pulmonalarteriendruck jeweils auch nach Infusion von 250 ml eines Volumenersatzmittels kontrolliert werden.

3.2.7.3. Zentraler Venendruck zur Funktionsüberwachung des rechten Ventrikels.

Dem enddiastolischen Druck im rechten Ventrikel entspricht der zentrale Venendruck (ZVD), der mit Hilfe eines Cavakatheters gemessen werden kann (Abb. 3.10). Die Normwerte betragen 5–12 cm H_2O. Ist eine Hypervolämie ausgeschlossen und liegt keine extreme Kreislaufzentralisation vor, sprechen Druckwerte über 15 cm H_2O (entsprechend 11 mm Hg) für eine Insuffizienz des rechten Ventrikels.

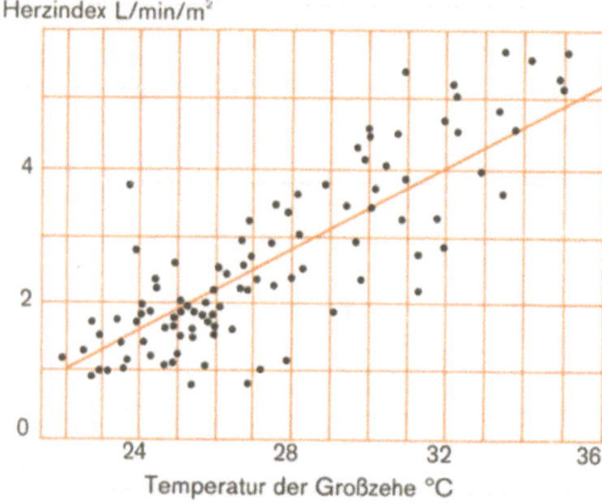

Abb. 3.12. Beziehungen zwischen Hauttemperatur (gemessen an der Großzehe) und Herzminutenvolumen. Die Abbildung läßt eine enge Korrelation beider Meßgrößen erkennen. Nach H. R. Joly u. M. H. Weil: Circulation 39 (1969), 131

3.3. Meßgrößen zur Beurteilung von Mikrozirkulation und Stoffwechselverhalten

Während die hämodynamischen Veränderungen im Schock durch eine Reihe klinisch anwendbarer Meßmethoden erfaßt werden können, sind Veränderungen der Mikrozirkulation einer direkten Messung nicht zugänglich. Wie eingangs ausgeführt, spielen sich die Mikrozirkulationsstörungen im Schock vor allem in den Teilkreisläufen von Haut, Muskulatur, Nieren, Leber, Pankreas und Darm ab. Unter diesen Organen ist zumindest im Bereich der Teilkreisläufe von Haut, Muskulatur und Nieren eine klinische Abschätzung der Mikrozirkulationsverhältnisse möglich. Im allgemeinen beschränkt man sich aber in der klinischen Schocküberwachung auf sogenannte „metabolische Bilanzuntersuchungen", die Rückschlüsse auf das Verhalten der Mikrozirkulation gestatten. Eine weitergehende Differenzierung der Mikrozirkulationsstörung ist auf diesem Wege allerdings nicht möglich.

3.3.1. Mikrozirkulation

3.3.1.1. Hautdurchblutung. Die Mikrozirkulationsverhältnisse der Haut können anhand von Farbe, Gefäßzeichnung, Nagelbettdurchblutung und Hauttemperatur abgeschätzt werden. Eine objektivierbare Aussage über die kapillare Hautdurchblutung ist durch exakte Messung der Hauttemperatur möglich. Hierzu wird ein schlingenförmiger Temperaturfühler an der großen Zehe befestigt und mit einem eingeschnittenen Plastiksäckchen bedeckt. Die Temperatur wird mit Hilfe eines Elektrothermometers angezeigt. Wie die Abb. 3.12 erkennen läßt, wurden im Schock enge Beziehungen zwischen dem Verhalten von Herzminutenvolumen und Hauttemperatur gefunden.

3.3.1.2. Muskeldurchblutung. Neuerdings kann auch die Durchblutung der Skelettmuskulatur gemessen werden. Hierzu wird ein fettlösliches radioaktives Edelgas (Xenon-133) in den zu untersuchenden Muskel injiziert und die Abstromrate des Isotops mit Hilfe eines Detektors gemessen. Die Abstromrate von Xenon verhält sich parallel zur muskulären Durchblutungsstärke. Die Normwerte betragen in Ruhe 0,5–4,0 ml/min/100 g Muskulatur. Im Hinblick auf die geringe Bedeutung der Skelettmuskulatur als Schockorgan sind Aufwand und Kosten dieses Verfahrens zu groß, als daß eine klinische Routineanwendung gerechtfertigt wäre. Die Messung der kapillären Muskeldurchblutung mit Hilfe von Xenon-133 bleibt deshalb wissenschaftlichen Fragestellungen vorbehalten.

3.3.1.3. Nierendurchblutung. Die kapilläre Nierendurchblutung kann am Verhalten der Nierenfunktion gemessen werden. Als wichtigste Funktionsgrößen sind Diurese und Harnosmolarität anzusehen. Die Überwachung der Nierenfunktion im Schock wird weiter unten abgehandelt (s. S. 36).

3.3.2. Metabolische Bilanzuntersuchungen

Am Ende der pathophysiologischen Reaktionskette im Schock steht eine Beeinträchtigung der sauerstoff- und energieabhängigen Zellfunktionen, die als eigentlicher Angelpunkt im Schockablauf zu betrachten ist (s. S.

12). Wichtigste Folge der zellulären Hypoxie ist die Anhäufung von H^+-Ionen und Laktat. Klinisch meßbare Funktionsstörungen des Metabolismus im Schock sind der kritisch verminderte Sauerstoffverbrauch des Organismus und die Entwicklung der hypoxisch bedingten Azidose mit Hyperlaktatämie. Beide Funktionsgrößen spiegeln die Schwere des Kreislaufschocks wider und ermöglichen somit zugleich eine Voraussage des Schockverlaufs.

3.3.2.1. Säure/Basen-Status. Die hypoxisch bedingte Azidose kann mit Hilfe des Säure/Basen-Status des Blutes erfaßt werden. Die metabolische Azidose zeigt sich hierbei in einem Abfall des Standardbikarbonats mit Zunahme des Basendefizits.

Die Bestimmung des Säure/Basen-Status gehört zu den Routinemethoden der Intensivmedizin und bedarf an dieser Stelle keiner weiteren Erläuterung. Die Messungen sollten im arteriellen Blut vorgenommen werden.

Die Normwerte des Standardbikarbonats betragen 22–25 mval/l, die des Basendefizits −3 bis +3 mval/l. Ein Basendefizit von über 5 mval/l gilt als Beweis für eine metabolische Azidose.

Die Bestimmungen des Säure/Basen-Status sollten im Abstand von 2–4 Std. vorgenommen werden.

3.3.2.2. Laktatspiegel. Die Bestimmung des Laktats besitzt den Vorteil, das genaue Ausmaß der metabolischen Störung anzuzeigen, auch wenn zwischenzeitlich Bikarbonatinfusionen verabreicht wurden. Die Messungen erfolgen in der Regel im venösen Blut unter Anwendung der Laktat-UV-Testkombination von Boehringer.

Hierzu muß das Blut sofort nach Entnahme enteiweißt, zentrifugiert und kühlgestellt werden.

Als Normwerte gelten 9–16 mg/100 ml bzw. 1,6–2,8 mmol/l. Neuerdings werden auch Laktat-Analyzer angeboten, die eine rasche Meßfolge am Krankenbett gestatten.

3.3.2.3. Messung der Sauerstoffaufnahme. Neben der Laktatkonzentration vermittelt der Sauerstoffverbrauch des Gesamtorganismus ein genaues Bild über die zelluläre Hypoxie und damit zugleich ein Bild über die Schwere des Kreislaufschocks. Da sich die Abnahme des Sauerstoffverbrauchs proportional zur Abnahme der Sauerstoffaufnahme verhält, liegt hier ein meßbarer Stoffwechselparameter vor, für dessen Bestimmung in den letzten Jahren eine klinisch anwendbare Untersuchungsmethode entwickelt wurde.[1]

Manche Schockzentren arbeiten auch mit dem Begriff der Sauerstoffschuld. Die Sauerstoffschuld entspricht der Differenz zwischen errechnetem Sauerstoffbedarf und wirklich gemessenem Sauerstoffverbrauch. Da es schwierig ist, den individuellen Sauerstoffbedarf exakt zu bestimmen, ist die Messung des Sauerstoffverbrauchs bzw. der Sauerstoffaufnahme vorzuziehen. Die Messung der Sauerstoffaufnahme erfolgt kontinuierlich. Das Überwachungsgerät besteht aus einer dicht schließenden durchsichtigen Kunststoffhaube für den spontan atmenden Patienten, einem Sauerstoffanalysengerät und einem Luftströmungsmesser. Die Sauerstoffaufnahme wird aus der Sauerstoffgehaltsdifferenz der in die Haube ein- und abströmenden Luft berechnet.

Das Gerät kann sowohl bei spontanatmenden als auch bei beatmeten Patienten eingesetzt werden.

---

[1] Nicht zu verwechseln mit der Messung des Sauerstoffverbrauchs ist die Messung der arterio-venösen Sauerstoffdifferenz (avD-O_2). Durch vermehrte Sauerstoffausschöpfung in der Körperperipherie nimmt zwar die avD-O_2 im Schock zu. Diese vermehrte Sauerstoffausschöpfung ist jedoch nicht Ausdruck eines erhöhten Sauerstoffverbrauchs, sondern ausschließlich Folge des kritisch verminderten Herzzeitvolumens. Bei geringer Sauerstoffanlieferung wird also ein großer Sauerstoffanteil ausgeschöpft. So kann im Schock trotz verminderter Gesamtaufnahme an Sauerstoff die periphere Sauerstoffausschöpfung und damit die avD-O_2 vergrößert sein. Entsprechend dem Fick'schen Prinzip

$$HMV = \frac{\text{Sauerstoffaufnahme}}{\text{AVD-}O_2}$$

kann soweit aus einer vergrößerten avD-O_2 lediglich auf einen Abfall des Herzzeitvolumens geschlossen werden.

3.3.2.4. Zusätzliche biochemische Meßgrößen. Zur Abrundung des metabolischen Untersuchungsprogrammes im Schock gehören tägliche Bestimmungen der Serum-Elektrolyte, des Gesamteiweiß und des Blutzuckers.

3.4. Überwachung der Blutgerinnung

Im Verlauf des Schocks führen Stase des Blutes in der Endstrombahn, Gewebsazidose und Ausstrom gerinnungsaktivierender Substanzen aus geschädigten Körperzellen zu einer Aktivierung des Gerinnungssystems, die im Extremfall eine disseminierte intravaskuläre Gerinnung (DIG) mit nachfolgender Verbrauchskoagulopathie zur Folge hat.

Septischer Schock, Verbrennungsschock und Schock nach Polytrauma sind die Schockformen, die am häufigsten mit einer derart schweren Gerinnungsstörung einhergehen.

Die Bezeichnung Verbrauchskoagulopathie läßt den Entstehungsmechanismus dieser Gerinnungsstörung erkennen. Eine massive intravaskuläre Gerinnung führt zu einem Aufbrauch bestimmter Gerinnungskomponenten. Hierzu zählen:

Thromozyten,
Fibrinogen (F I),
Prothrombin (F II),
Proakzelerin (F V),
Antihämophiles Globulin A (F VIII),
Fibrinstabilisierender Faktor (F XIII).
Neben dem Faktor II können auch die Konzentrationen der übrigen Vitamin K-abhängigen Gerinnungsfaktoren (F VII, IX, X) abfallen.

Die Verbrauchskoagulopathie stellt somit eine globale Gerinnungsstörung dar, die mit Hilfe sogenannter Gruppentests erfaßt werden kann. Für die Einordnung einer solchen globalen Gerinnungsstörung als Verbrauchskoagulopathie sind zusätzlich Einzelfaktorentests und Tests zum Nachweis von Fibrin/Fibrinogenspaltprodukten erforderlich.

Für die Überwachung der Gerinnungsverhältnisse im Schock wird ein zweizeitiges Vorgehen empfohlen:

1. 6–12-std. Kontrolle des sog. „kleinen Gerinnungsstatus" zur Erfassung einer globalen Gerinnungsstörung.
2. Spezielle Gerinnungsanalysen bei begründetem Verdacht auf Verbrauchskoagulopathie.

3.4.1. Kleiner Gerinnungsstatus

Der kleine Gerinnungsstatus umfaßt:
– die Zählung der Thrombozyten,
– die Bestimmung der Prothrombinzeit nach Quick,
– die Bestimmung der partiellen Thromboplastinzeit (PTT),
– und die Bestimmung der Plasma-Thrombinzeit.

Die Prothrombinzeit nach Quick verkörpert das exogene Gerinnungssystem und fällt pathologisch aus, wenn es zu einem Abfall des Faktors VII, V, X, II oder I kommt. Der Quick-Test reagiert dabei besonders empfindlich auf eine Verminderung der Faktoren II, VII und X.

Die partielle Thromboplastinzeit (PTT) verkörpert das endogene Gerinnungssystem und fällt pathologisch aus, wenn es zu einem Abfall des Faktors XII, XI, IX, VIII, X, V, II oder I kommt. Die PTT reagiert besonders empfindlich auf eine Verminderung der Faktoren VIII, IX und X sowie auf die Anwesenheit von Antithrombin.

Die Plasma-Thrombinzeit erfaßt die dritte Phase der Gerinnung, die Umwandlung von Fibrinogen in Fibrin und fällt pathologisch aus, wenn der Fibrinogenspiegel kritisch vermindert ist (unter 80 bis 100 mg%). Die Plasma-Thrombinzeit fällt auch dann patholog. aus, wenn Antithrombine (Heparin, Fibrin-/Fibrinogenspaltprodukte) im Blut vorhanden sind.

Mit Hilfe des kleinen Gerinnungsstatus kann somit jede Gerinnungsstörung erfaßt und in ihrem weiteren Ablauf kontrolliert werden.

3.4.2. Spezielle Gerinnungstests

Da nicht jede globale Gerinnungsstörung im Schock Ausdruck einer Verbrauchskoagulopathie ist, müssen zur Abgrenzung anderer globaler Gerinnungsstörungen Einzelfaktorentests und spezielle Zusatztests herangezogen werden.

Andere Ursachen einer globalen Gerinnungsstörung im Schock sind:
- vorbestehende Gerinnungsstörungen (z. B. Lebererkrankung),
- iatrogene Gerinnungsstörungen (z. B. Vorbehandlung mit Marcumar oder mit Heparin),
- Verdünnungskoagulopathie (nach Infusion größerer Mengen von Konservenblut oder von Blutersatzmitteln),
- hepatische Bildungsstörungen (verminderte Synthese von plasmatischen Gerinnungsfaktoren infolge schockbedingter Leberfunktionsstörung).

Eine Abgrenzung der Verbrauchskoagulopathie von anderen globalen Gerinnungsstörungen mit Hilfe von Einzelfaktorentests ist schwierig. Insbesondere bei Vorliegen einer Verdünnungskoagulopathie oder einer hepatisch bedingten Synthesestörung finden sich die gleichen Gerinnungskomponenten vermindert. Die Diagnose einer Verbrauchskoagulopathie kann allein durch den Nachweis der im Schock auftretenden löslichen Fibrinmonomere und Fibrin-/Fibrinogenspaltprodukte gesichert werden. Fibrinmonomere entstehen im Schock durch Aktivierung der Gerinnung mit Freisetzung von Thrombin im strömenden Blut und Umwandlung von Fibrinogen in Fibrin. Fibrin-/Fibrinogenspaltprodukte entstehen im Schock durch sekundäre Aktivierung des fibrinolytischen Systems mit Freisetzung von Plasmin, einem Ferment welches eine aufspaltende Wirkung auf gelöstes Fibrinogen und auf ausgefälltes Fibrin ausübt.

Die Diagnose einer Verbrauchskoagulopathie mit sekundärer Fibrinolyse stützt sich somit auf:
- einen Abfall der Thrombozyten,
- einen Abfall des Fibrinogens um mindestens 100 mg%,
- eine Aktivitätsverminderung der Faktoren II, V, VIII, XIII auf Werte unter 30–50%,
- den Nachweis von Fibrinmonomeren
- den Nachweis von Fibrin-/Fibrinogenspaltprodukten durch pathologischen Ausfall der Plasmathrombinzeit, der Reptilasezeit oder des Staphylokokken-Verklumpungs-Tests.

Zum Nachweis von Fibrin-/Fibrinogenspaltprodukten haben sich vor allem Reptilasezeit und Staphylokokken-Verklumpungs-Test gut bewährt.

3.5. Überwachung der Organfunktionen

Der Schock führt zu einer Reihe von Organfunktionsstörungen (s. S. 15), deren frühzeitige Erkennung wesentlich dazu beitragen kann, die Prognose des Schocks zu verbessern. Die Funktionsstörungen treffen solche Organe, die im Rahmen der Kreislaufzentralisation unzureichend durchblutet werden. Mit einer durch Sauerstoffmangel bedingten Organschädigung muß bei länger anhaltender Durchblutungsstörung immer gerechnet werden.

Es ist somit streng zu unterscheiden zwischen
- reversiblen Funktionsstörung eines Organs im Schock (z. B. Lunge oder Niere im Schock),
- und der morphologischen Organschädigung nach Überwinden des Kreislaufschocks (z. B. Schocklunge oder Schockniere).

Diese Unterscheidung ist auch bei der Auswahl der Überwachungskriterien von Organfunktionen zu beachten.

3.5.1. Lunge

3.5.1.1. Überwachung der Lungenfunktion im Schock. Die Störung der Lungenfunktion im Schock ist durch eine erschwerte pulmonale Sauerstoffaufnahme mit eingeschränktem Anstieg des arteriellen Sauerstoffpartialdrucks unter Sauerstoffatmung gekennzeichnet. Das Gefälle von alveolärem zu arteriellem Sauerstoffpartialdruck nimmt im Schock proportional zur Schwere der Lungenfunktionsstörung zu.

Als maßgebliche Überwachungsgröße der Lungenfunktion im Schock ist der arterielle Sauerstoffpartialdruck (PaO_2) anzusehen. Für die Beurteilung der Meßwerte ist es wichtig, die Sauerstoffzumischung zur Inspirationsluft zu messen und zu protokollieren. Die Mehrzahl der modernen Beatmungsgeräte verfügt über stufenlos regelbare Sauerstoff-Mischbatterien, die eine exakte Einstellung des Sauerstoffanteils in der Inspirationsluft (Sauerstofffraktion F_IO_2) erlauben. Bei spontan atmenden Patienten ist entsprechend die über den Sauerstoff-Sprudler verabreichte Sauerstoffmenge (l/min) zu vermerken. Die inspiratorische Sauerstoffkonzentration kann in diesen Fällen nach Erfahrungswerten abgeschätzt werden (z. B. 3 l Sauerstoffzumischung entsprechen 30%, 10 l Sauerstoffzumischung entsprechen 50%).

Als Normwerte des PaO_2 bei Atmung von Raumluft gelten in Abhängigkeit vom Alter des Patienten 65–90 Torr. Die Messungen sollten im Abstand von 2–4 Std. vorgenommen werden. Anstelle des arteriellen Sauerstoffpartialdrucks kann auch die arterielle Sauerstoffsättigung gemessen werden.

Als Normwerte gelten 80–95% Sauerstoffsättigung. Werte unter 70–75% sollten unbedingt vermieden werden.

3.5.1.2. Überwachung der Schocklunge.

Die charakteristischen, durch morphologische Veränderungen bedingten Schockfolgen an der Lunge (Schocklunge) können mit Hilfe von Blutgasanalysen, Lungenfunktionsuntersuchungen, Röntgenuntersuchungen und Thorax-Impedanzmessungen diagnostiziert und überwacht werden.

Blutgasanalytisch zeigt sich ein rasch zunehmender Abfall des arteriellen Sauerstoffpartialdrucks, der im weiteren Verlauf von einem kontinuierlichen Anstieg der $PaCO_2$-Werte begleitet wird. Charakteristischerweise erfordern diese Störungen eine ständige Erhöhung der inspiratorischen Sauerstoffzumischung und eine Beatmung mit zunehmend hohen Atemminutenvolumina. Zur Überwachung sind somit regelmäßige Kontrollen von PaO_2, $PaCO_2$ und F_IO_2 erforderlich.

Lungenfunktionsanalytisch steht die Abnahme der Lungendehnbarkeit (Compliance) im Vordergrund, die zu zunehmend hohen Beatmungsdrücken zwingt. Sofern die Compliance nicht direkt überwacht werden kann, vermitteln die jederzeit ablesbaren Beatmungsdrücke unter volumengesteuerter Beatmung ein ungefähres Bild über die Dehnbarkeit der Lungen.

Neuerdings werden mit Erfolg auch Messungen der Thoraximpedanz zur Beurteilung schockbedingter Lungenveränderungen herangezogen. Der elektrische Thoraxwiderstand Z_O fällt bei vermehrter Flüssigkeitseinlagerung in die Lunge ab. Bei täglich einer Messung lassen sich die schockbedingten Lungenveränderungen gut verfolgen und dokumentieren.

Röntgenaufnahmen des Thorax zeigen eine meist symmetrisch auftretende und zunehmend dichter werdende feinfleckige Zeichnung. Auch hier sind tägliche Kontrollen erforderlich.

Zur Überwachung der Lungenfunktion bei Vorliegen einer Schocklunge müssen somit folgende Meßwerte kontrolliert werden:

Routinekontrollen	Spezielle Untersuchungen
	Thoraximpedanz
PaO_2, $PaCO_2$	Compliance
F_IO_2, Atemzugvolumen, Atemfrequenz Beatmungsdruck Röntgen-Thorax	

3.5.2. Niere

3.5.2.1. Überwachung der Nierenfunktion im Schock.

Wird der kritische Perfusionsdruck von 60 mm Hg unterschritten, so stellt die Niere ihre spezifischen Funktionen ein. Im Rahmen der Kreislaufzentralisation führt die Engstellung der Nierengefäße aber auch bei normalem Blutdruck oder nach Wiederanstieg des Blutdrucks zu einer anhaltenden Verminderung der Nierendurchblutung. Unmittelbare Folge der Nierenischämie ist eine Einschränkung der glomerulären Filtrationsrate mit Oligurie.

Für die Überwachung der Nierenfunktion im Schock sind daher stündliche Kontrollen der Urinausscheidung erforderlich. Bei normaler Nierenfunktion liegt die Urinausscheidung über 30 ml/Std. entsprechend über 0,5 ml/min. Sinkt die Diurese unter diese Werte ab, spricht man von einer Oligurie.

3.5.2.2. Überwachung der Schockniere

Frühphase. Bereits in der klinisch stummen Frühphase des akuten Nierenversagens weisen bestimmte Funktionsparameter der Nieren auf die drohende Manifestation eines akuten Nierenversagens hin. Diese bestehen in einer zunehmenden Einschränkung der glomerulären Filtrationsrate, die mit der endogenen Kreatinin-Clearance (C_{Kr}) erfaßt werden kann und in einer zunehmenden Einschränkung des tubulären Konzentrationsvermögens, die durch Messung des spez. Gewichts oder der Harnosmolalität erfaßt werden kann. In der Frühphase des akuten Nierenversagens liegt die stündliche Urinausscheidung häufig noch innerhalb des Normbereichs (über 30 ml/Std.).

Die Normwerte der C_{Kr} betragen 80–120 ml/min. Erst bei einem Absinken unter 30 ml/min ist mit einem Anstieg der harnpflichtigen Substanzen im Blut zu rechnen.

Bei Messung der Harnosmolalität, die das tubuläre Konzentrationsvermögen besser widerspiegelt als das spezifische Gewicht, sprechen konstant gleichbleibende Werte um 300 mmol/l für das Vorliegen einer erheblichen Störung der tubulären Funktionen.

Setzt man die im Harn und im Blutplasma gemessene Osmolalität zueinander in Beziehung, so erhält man den osmolaren Harn/Plasmaquotienten (U/P_{osm}). Diese leicht errechenbare Größe vermag die gestörte Tubulusfunktion bei drohendem Nierenversagen am besten zu veranschaulichen:

normale Nierenfunktion	Schockniere
$P_{osm} = 300$ mosmol/l	$P_{osm} = 300$ mosmol/l
$U_{osm} = 450$ mosmol/l	$U_{osm} = 300$ mosmol/l
$U/P_{osm} = \dfrac{450}{300} = 1,5$	$U/P_{osm} = 1,0$ (pathologisch)
(normal)	

Konstante U/P_{osm}-Werte unter 1,2 können als pathologisch angesehen werden und weisen auf ein drohendes Nierenversagen hin.

Manifestes Nierenversagen. Hält die Minderdurchblutung der Nieren trotz Normalisierung der Hämodynamik über längere Zeit an, so resultiert daraus das Bild der Schockniere, die morphologisch durch Veränderungen der Tubulusepithelien gekennzeichnet ist.

Die klinischen Zeichen eines akuten Nierenversagens sind eine anhaltende und extreme Herabsetzung der endogenen Kreatinin-Clearance auf Werte unter 5 ml/min, eine Oligoanurie und ein Anstieg der harnpflichtigen Substanzen im Blut.

In 20–40% der Fälle bleibt allerdings die stündliche Urinausscheidung spontan oder unter Stimulation mit Diuretika normal. Die Niere scheidet in diesen Fällen einen dem Blutplasma isotonen Urin aus (Osmolalität um 300, spez. Gewicht um 1010). Man bezeichnet dieses Verhalten auch als akutes Nierenversagen bei erhaltener Diurese.

Die wichtigsten Nierenfunktionsgrößen, die während und nach Ablauf eines Schocks überwacht werden müssen, sind in Tabelle 3.1 noch einmal zusammengestellt.

3.5.3. Leber

Im Unterschied zur Niere und zur Lunge sind spezifische Funktionsparameter der Leber nicht bekannt. Wir sind hier auf das Verhalten der Leberzellenzyme (SGOT, SGPT, GLDH) angewiesen, deren Aktivität nach hypoxischer Leberschädigung im Blut ansteigt.

Die im Schock verminderte Syntheserate von Gerinnungsfaktoren kann zur Beurteilung der Leberfunktion nicht herangezogen werden, da diese „Bildungsstörung" durch das schon beschriebene Phänomen der Verbrauchskoagulopathie überlagert wird.

Die Bestimmung der Transaminasen sollte einmal täglich vorgenommen werden.

Tabelle 3.1. Überwachung der Nierenfunktion

Niere i. Schock		Frühphase	Schockniere	manifestes Nierenversagen	
Diurese	1-stdl.	Diurese	1-stdl.	Diurese	6-stdl.
		C_{Kr}	6–12	C_{Kr}	24–48
		Osmolalität (spez. Gewicht)	6–12	Osmolalität (spez. Gewicht)	24–48
		Kreatinin i. S. Harnstoff i. S. Kalium i. S.	6–12	Kreatinin i. S. Harnstoff i. S. Kalium i. S.	24–48

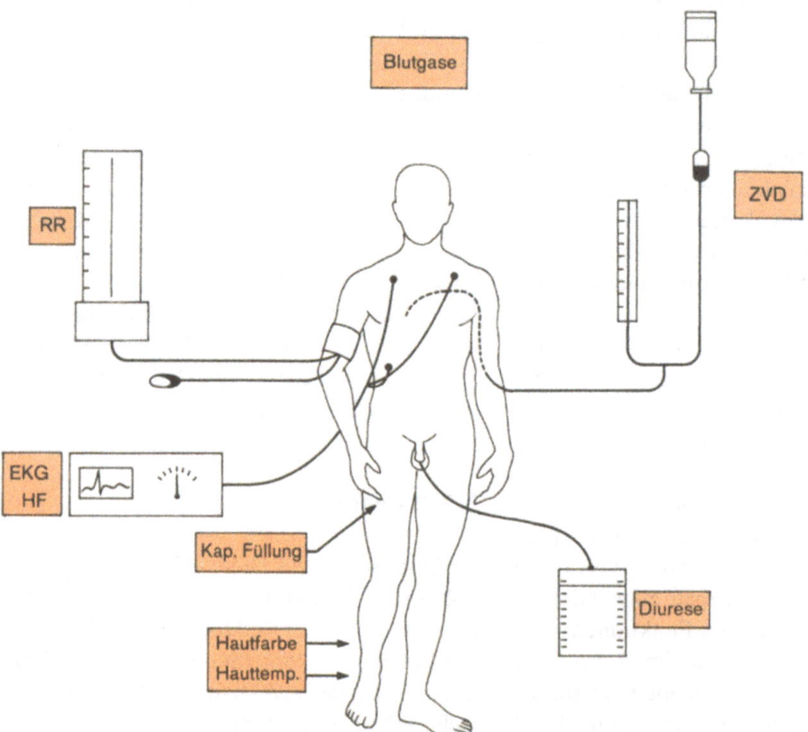

Abb. 3.13. Überwachungsschema bei Kreislaufschock (Minimalprogramm)

3.6. Überwachungsprogramme im Schock

Aus der Vielzahl der in der Klinik gebräuchlichen Meßwerte zur Kontrolle von Hämodynamik, Mikrozirkulation und Metabolismus, Blutgerinnung und Organfunktionen sind diejenigen auszuwählen, die für die Beurteilung des Schockverlaufs und für eine sinnvolle Therapieführung entscheidend sind. Neben dieser Basisüberwachung können dann je nach apparativer Ausstattung von Intensivstation und Labor und je nach dem Erfahrungsstand von Ärzten und Intensivschwestern zusätzliche Überwachungstechniken herangezogen werden.

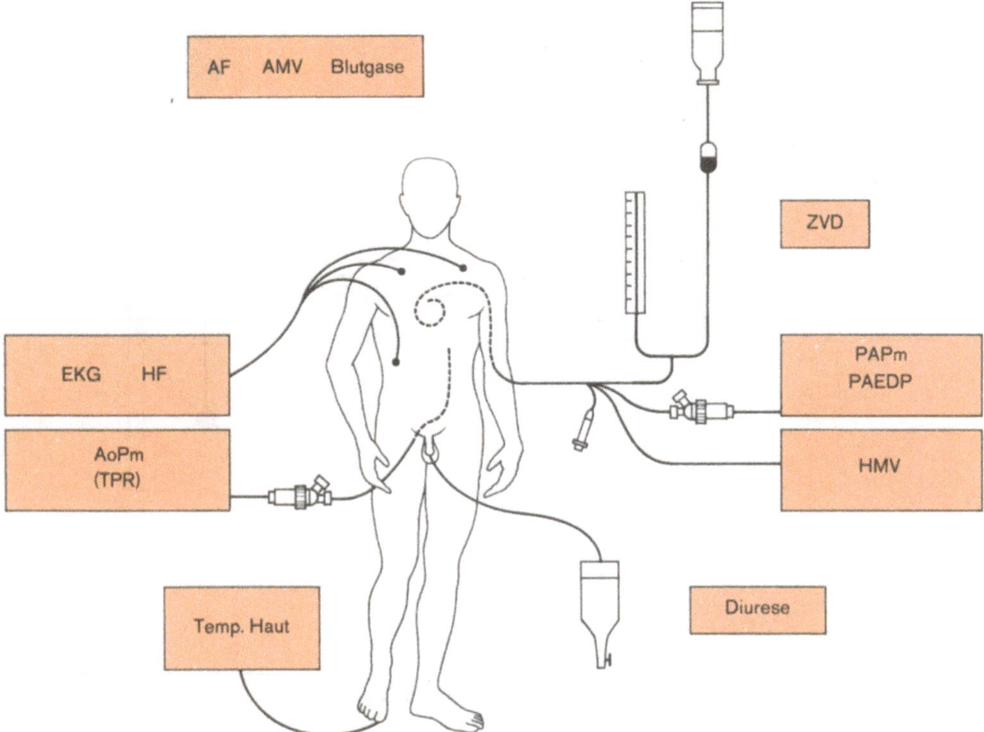

Abb. 3.14. Überwachungsschema bei Kreislauf-schock (spezialisiertes Überwachungsprogramm). AF = Atemfrequenz, AMV = Atemminutenvolumen, AoPm = Aortenmitteldruck, TPR = peripherer Widerstand, PAPm = mittlerer Pulmonalarteriendruck, PAEDP = enddiastolischer Pulmonalarteriendruck, HMV = Herzminutenvolumen, ZVD = zentraler Venendruck

3.6.1. Minimalüberwachung

Bei kurzfristigen und unkomplizierten Schockverläufen, beispielsweise einem reinen Volumenmangelschock, genügt in der Regel ein kleines Meßprogramm, welches auch unter einfachsten Bedingungen (z. B. Normalstationen, Krankentransport) verwirklicht werden kann (Abb. 3.13).

Dieses umfaßt Messungen der Herzfrequenz, des arteriellen Blutdrucks mit der Manschettenmethode, des zentralen Venendrucks mittels perkutanem Cavakatheter, der Atemfrequenz, der stündlichen Diurese und der Hautdurchblutung (Farbe, Temperatur, kapilläre Füllung).

3.6.2. Spezialisiertes Überwachungsprogramm

Bei protrahierten und komplizierten Schockverläufen, die unter Umständen nur auf spezielle Therapieformen ansprechen (z. B. intraaortale Ballonpumpe bei kardiogenem Schock), ist ein aufwendigeres Überwachungsprogramm erforderlich. Der größere meßtechnische Aufwand betrifft vor allem die hämodynamische Seite und umfaßt zusätzlich die blutige Messung des arteriellen Drucks, die Bestimmung des Herzminutenvolumens und die Messung von mittlerem und enddiastolischem Pulmonalarteriendruck (Abb. 3.14).

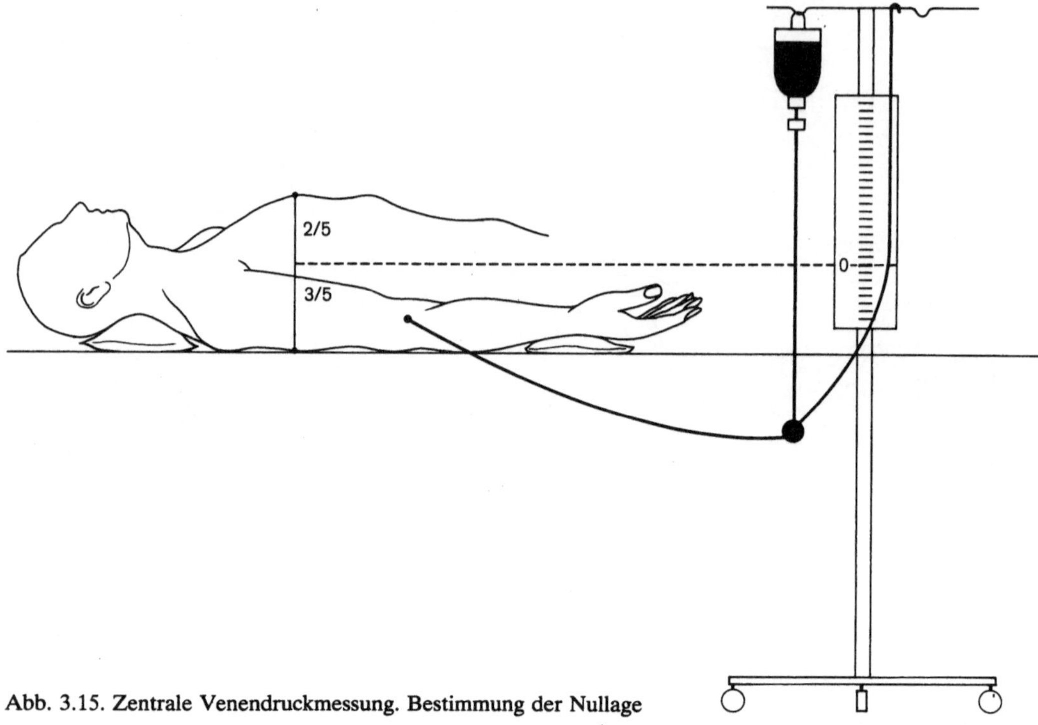

Abb. 3.15. Zentrale Venendruckmessung. Bestimmung der Nullage

3.7. Praktische Durchführung der hämodynamischen Überwachung im Schock

Im folgenden Abschnitt soll die Ermittlung wichtiger Meßdaten beschrieben werden, deren Kenntnis die endgültige Differenzierung der Schockformen ermöglicht und eine sinnvolle Therapieführung erleichtert. Dazu zählen

- die Messung des zentralen Venendrucks (ZVD)
- die blutige arterielle Druckmessung (AoP)
- die Messung des Pulmonalarteriendrucks (PAP)
- die Bestimmung des Herzminutenvolumens (HMV).

3.7.1. Messung des zentralen Venendruckes

Der Informationswert und die Aussagekraft des zentralen Venendruckes (ZVD) wurden in den vorangehenden Abschnitten eingehend

dargelegt. Hier soll das klinische Vorgehen bei der Ermittlung des ZVD beschrieben werden.

Um gültige Meßwerte zu erhalten, muß die Spitze des Gefäßkatheters im klappenlosen Hohlvenensystem, am besten 2 bis 3 cm oberhalb des rechten Vorhofes liegen. Die richtige Katheterlage ist vor der Messung des ZVD röntgenologisch zu prüfen.

Zur Nullpunkt-Einstellung wird der Patient in horizontale Lage gebracht und der sagittale Thoraxdurchmesser in Höhe der Mitte des Sternums in $^2/_5$ und $^3/_5$ unterteilt. Der Nullpunkt entspricht der Höhe des rechten Vorhofes und liegt $^3/_5$ des Thoraxdurchmessers über der Auflage des Patienten (Abb. 3.15). Dieser Punkt wird mit einem Fettstift auf der Haut markiert und mit dem Nullpunkt der Meß-Skala, dem Venotonometer, in Übereinstimmung gebracht.

Das Infusionsbesteck zur Venendruckmessung besteht aus einem Meß-Schenkel, der über einen Dreiwegehahn mit einem Infusionsbesteck verbunden wird. Zum Füllen des Meß-Systems sollen keine hyperosmolaren Infusionslösungen verwendet werden, da die-

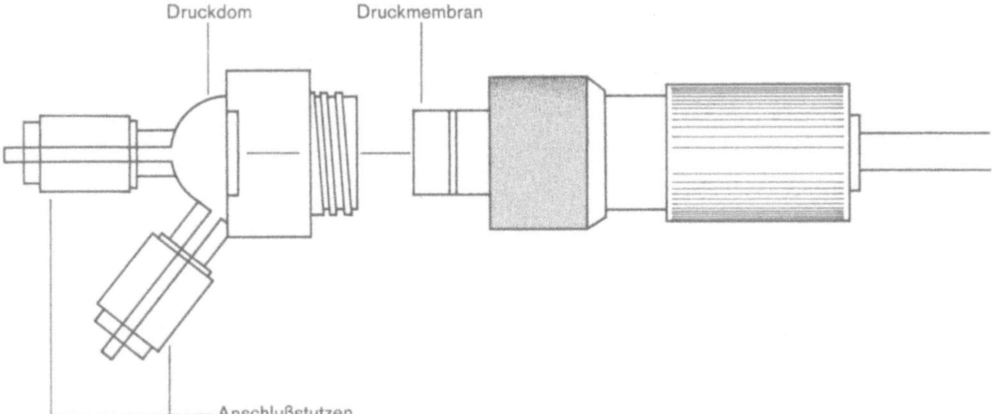

Abb. 3.16. Darstellung eines Druckwandlers (Statham-Element) mit Druckmembran, Druckdom und Katheteranschlußstutzen

se Lösungen keine exakten Meßwerte ergeben. Nach Auffüllen des Meß-Schenkels wird der Dreiwegehahn so eingestellt, daß ein freier Durchfluß vom Meß-System zum Katheter erfolgen kann. Die Flüssigkeitssäule sinkt bis zur Höhe des Druckes im zentralen Venensystem ab. Die korrekte Einstellung zeigt sich an atemsynchronen Schwankungen der Flüssigkeitssäule im Meß-Schlauch.

Fehler bei der Messung des ZVD betreffen erfahrungsgemäß am häufigsten einen oder mehrere der folgenden Punkte:

– Gefäßkatheter ist nicht rückläufig
– falsche Lagerung des Patienten (Nullpunkt stimmt nicht mit der Vorhofhöhe überein)
– Patient hustet oder preßt
– intrathorakaler Druck ist durch Überdruckbeatmung erhöht
– Meß-System enthält Luftblasen.

3.7.2. Blutige arterielle Druckmessung

Bei Schockzuständen mit Kreislaufzentralisation ist die Blutdruckmessung mit der Armmanschette nach Riva Rocci ungenau (s. S. 24). Daher sollte der blutigen arteriellen Druckmessung der Vorrang gegeben werden. Hierzu ist das Einführen einer Metallkanüle, einer Plastikkanüle oder eines Katheters in die A. radialis, A. brachialis oder A. femoralis erforderlich. Für kurzdauernde Messungen

eignen sich Metall- oder Plastikkanülen. Ist der arterielle Druck über längere Zeit zu ermitteln und zu registrieren, so empfiehlt sich das Einführen eines Teflonkatheters über die A. femoralis in die Aorta.

Vorbereitung des Patienten:
– waagerechte Lagerung
– rasieren der Leistengegend
– zweimalige Desinfektion der Leistengegend.

Vorbereitung des Arbeitstisches mit steriler Ablage:
– Bereitlegen von Teflonkathetern
– Bereitlegen von Führungsdraht
– Bereitlegen von Katheter oder Plastikhülse zum Aufdehnen des Gefäßes
– Bereitlegen eines Seldinger-Punktionsbestecks
– Bereitlegen von Verbindungsanschlüssen
– Bereitlegen von 3-Wege-Hähnen
– Bereitstellen von Spülflüssigkeit (NaCl 0,9%)
– Bereitlegen von Einmalspritzen
– Bereitstellen eines luftfrei mit NaCl 0,9% gefüllten Statham-Elementes.

Statham-Elemente (Abb. 3.16) sind Druckwandler, welche die mechanischen Druckwellen in elektrische Signale umwandeln und hierdurch eine Druckanzeige und eine Wiedergabe der Druckkurven auf einem Bildschirm oder Papierschreiber ermöglichen. Um

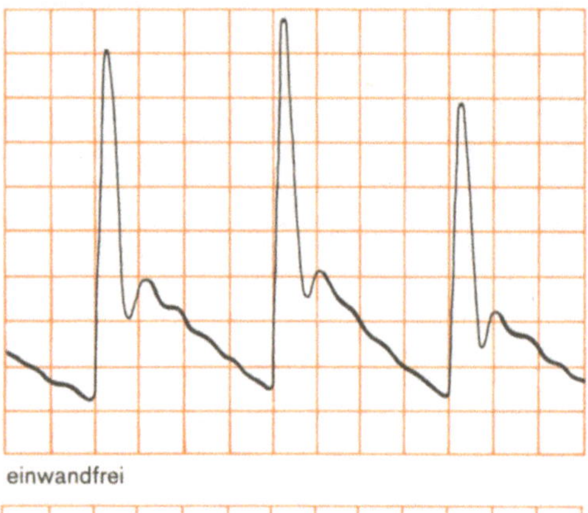

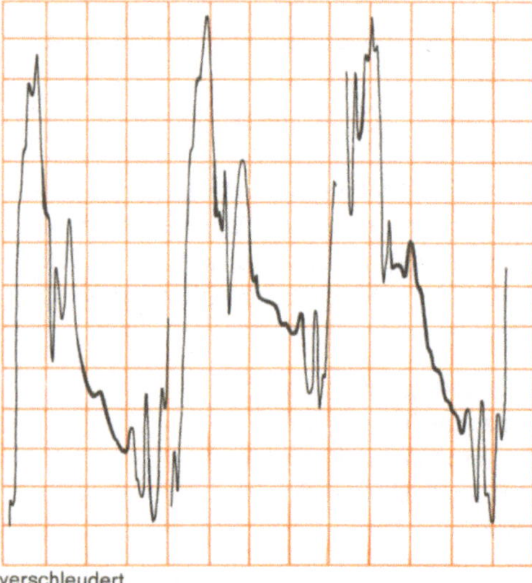

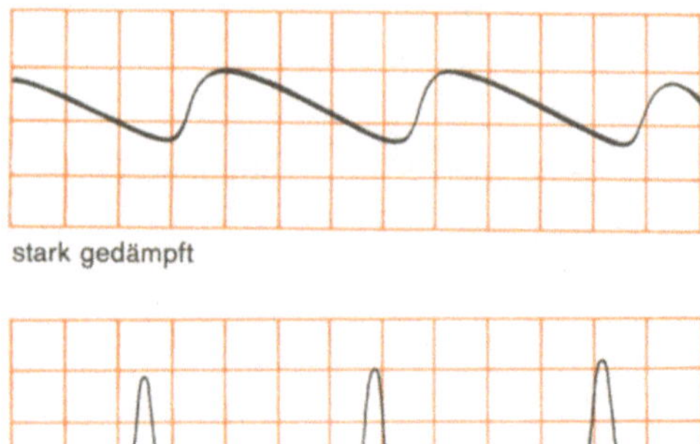

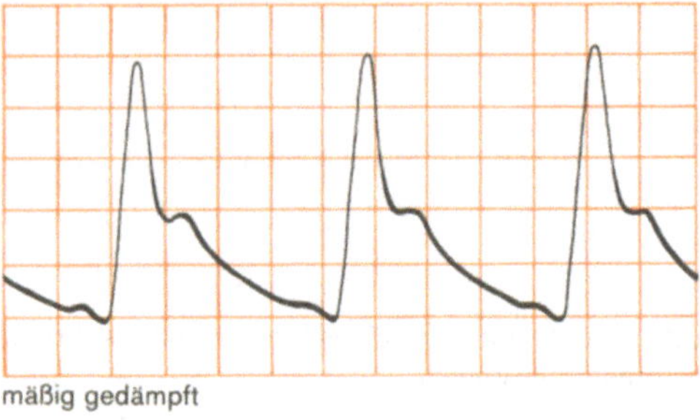

Abb. 3.17. Wiedergabequalität verschiedener Pulmonalisdruckkurven. Bei gedämpften Kurven müssen Druckwandler und Schlauchsystem auf Luftfreiheit überprüft werden

die Druckwelle ohne Dämpfung zu übertragen (Abb. 3.17), muß der Druckwandler völlig luftfrei mit physiologischer Kochsalzlösung gefüllt werden. Da die Druckmembran hochempfindlich ist, sollte das Füllen des Statham-Elementes mit äußerster Vorsicht vorgenommen werden.

Punktion und Einführen des Katheters:
Nach Desinfektion, Lokalanaesthesie und nochmaliger Desinfektion wird unter sterilen Bedingungen die A. femoralis mit einer Seldinger-Nadel punktiert, der Mandrin der Nadel entfernt und ein Führungsdraht über die Kanüle in die Aorta vorgeschoben. Die Seldingernadel wird entfernt und der Teflonkatheter nach Aufdehnung der Punktionsstelle über den im Gefäß liegenden Führungsdraht in die Aorta eingeführt. Nach Entfernung des Führungsdrahtes ist der Katheter zu spülen

und auf freie Durchgängigkeit zu prüfen. Durch einen Verbindungsschlauch wird der Katheter an das Statham-Element angeschlossen, gleichzeitig erscheint auf dem Bildschirm die Wiedergabe der Druckkurve.
Vor Beginn der Messungen muß der Null-Punkt am Patienten ermittelt werden. Dieser liegt ebenfalls in Höhe des rechten Vorhofes bei der Messung des ZVD (Abb. 3.14). Hierauf wird das Statham-Element in Null-Position fixiert und der Nullabgleich am Druckmeßgerät vorgenommen. Zur Durchführung des Nullabgleichs ist der Drei-Wege-Hahn am Statham-Element so einzustellen, daß der Luftdruck auf die Druckmembran einwirken kann. Nach Eichung des Gerätes wird die Druckwelle aus der Arterie auf das Statham-Element geleitet und damit die Messung und Registrierung von systolischem und diastolischem Aortendruck durchgeführt.

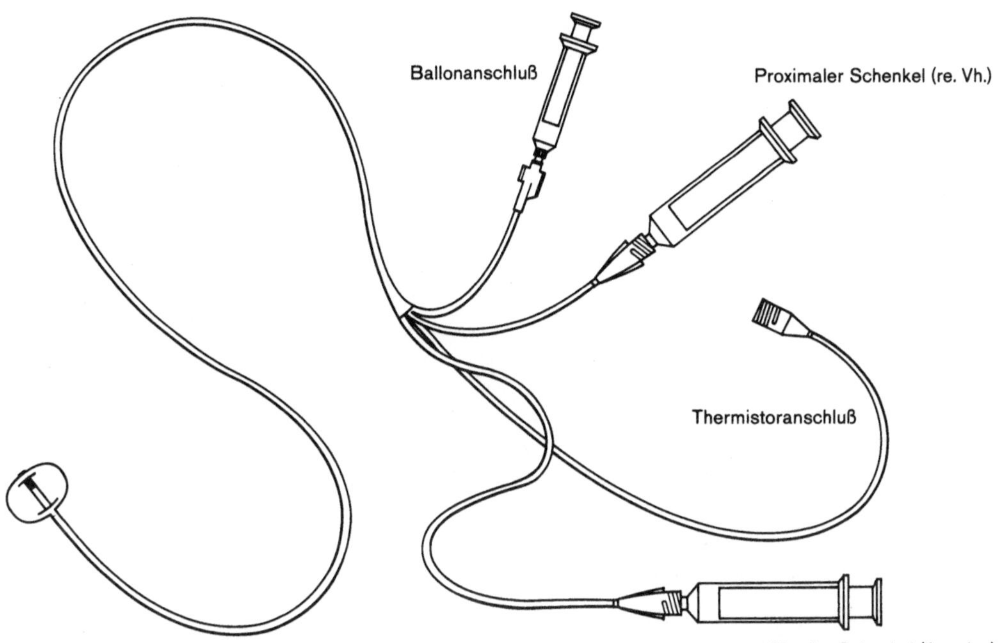

Abb. 3.18. Swan-Ganz-Thermistor-Katheter

3.7.3. Messungen mit dem Swan-Ganz-Thermistor-Katheter

3.7.3.1. Kathetereinführung und Druckmessung. Weitere für die Schockbehandlung wichtige Kreislaufgrößen können über einen Swan-Ganz-Thermistor-Katheter (Abb. 3.18) gemessen werden. Dies ist ein dreilumiger Katheter mit einem eingebauten Temperaturfühler an der Katheterspitze. ZVD, Pulmonalarteriendruck und HMV lassen sich über diesen einen Katheter bestimmen.

Zum Einführen des Swan-Ganz-Thermistor-Katheters ist eine Venae sectio erforderlich.

Alle *Vorbereitungen* für eine Venae sectio sind zu treffen. Zusätzlich sind bereitzustellen:

– Swan-Ganz-Thermistor-Katheter, Temperaturfühler und Funktionsfähigkeit geprüft
– Verbindungsanschlüsse
– 3-Wege-Hähne
– Spülflüssigkeit (NaCl 0,9%)
– Einmalspritzen 10 ml
– Statham-Element, luftfrei mit NaCl 0,9% gefüllt.

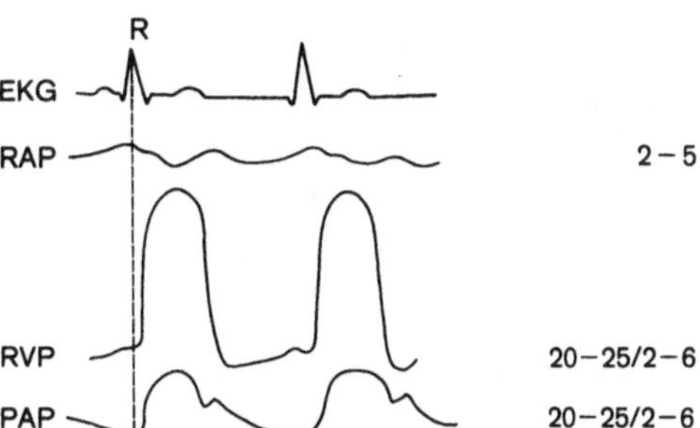

Abb. 3.19. Wiedergabe der charakteristischen Druckkurven im re. Vorhof (RAP), im re. Ventrikel (RVP) und in der A. pulmonalis (PAP). Das mitregistrierte EKG zeigt die zeitlichen Beziehungen zwischen R-Zacke und enddiastol. Ventrikel- und Pulmonalarteriendruck. Die rechts wiedergegebenen Zahlen entsprechen den normalen Druckwerten im rechten Vorhof, im rechten Ventrikel und in der Pulmonalarterie

Die Funktionsfähigkeit des Thermistoranteils kann in einfacher Weise dadurch geprüft werden, daß man den Temperaturfühler in der Hand erwärmt und den Temperaturanstieg an der Meß-Skala beobachtet.

Zur Einführung des Katheters wird eine Venae sectio durchgeführt. Der Katheter wird über die Vena basilica in die Vena cava supe-

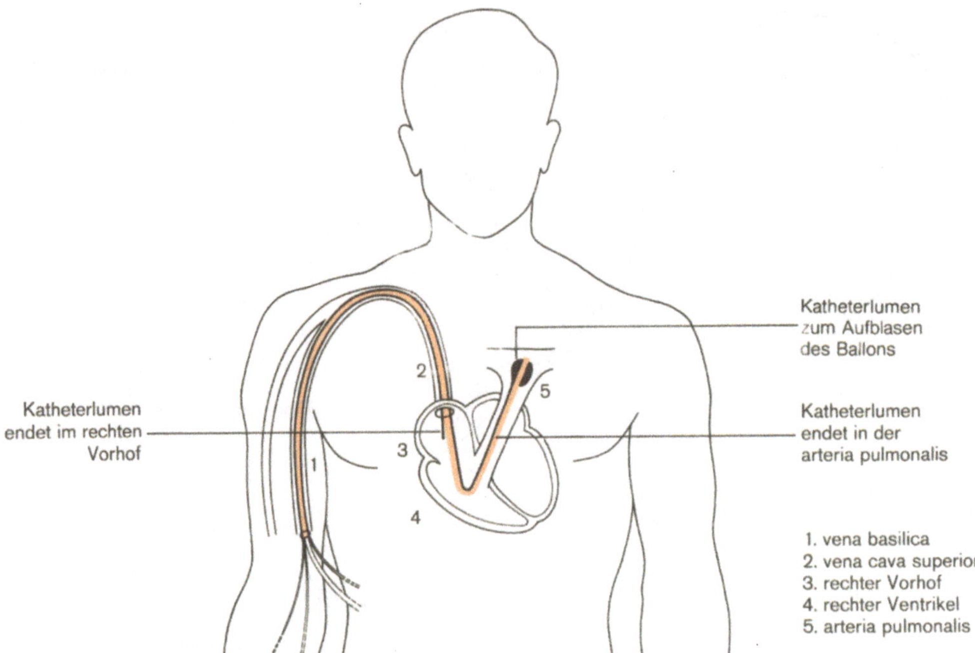

Abb. 3.20. Swan-Ganz-Einschwemmkatheter in korrekter Position

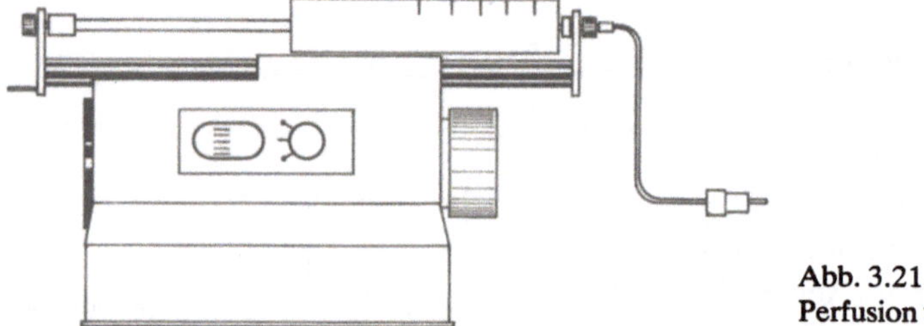

Abb. 3.21. Mehrfachperfusor zur Perfusion von Herzkathetern

rior vorgeschoben. Nachdem der Katheter an ein Statham-Element angeschlossen ist, kann anhand der Druckkurve am Oszilloskop die Lage der Katheterspitze festgestellt und so der weitere Weg des Katheters kontrolliert werden (Abb. 3.19). Nach Erreichen der Vena cava superior wird der Ballon an der Spitze des Katheters mit Luft gefüllt, wodurch der Ballon die Katheterspitze überdeckt. Dadurch werden Herzrhythmusstörungen weitgehend vermieden und der Katheter läßt sich meist ohne Schwierigkeiten durch den rechten Vorhof und den rechten Ventrikel in die A. pulmonalis einschwemmen. Der Ballon an der Spitze des weichen Katheters wird vom Blutstrom getragen und durch die Herzklappen in

die Pulmonalarterie eingeschwemmt. Bei richtiger Lage des Katheters (Abb. 3.20) endet das eine Lumen im rechten Vorhof, die endständige Öffnung befindet sich in der A. pulmonalis, ebenso der Thermistoranteil.
Die Eichung der Druckanzeige ist vorzunehmen und die Messung und Registrierung der Pulmonalarteriendrucke kann durchgeführt werden. Der Druck im rechten Vorhof entspricht dem zentralen Venendruck. Er kann über ein weiteres Statham-Element oder über das übliche Plastikschlauch-System mit Venotonometer gemessen werden.

3.7.3.2. Herzminutenvolumen-Messung. In diesem Abschnitt wird die Bestimmung des

Herzminutenvolumens nach dem Prinzip der Kälteverdünnung beschrieben (s. S. 26). Der an der Spitze des Swan-Ganz-Katheters angebrachte Temperaturfühler wird durch ein Kabel mit dem Herzzeitvolumen-Meßgerät verbunden. Zur Messung des HMV werden 10 ml einer 5%-igen Laevulose- oder 0,9%-igen NaCl-Lösung mit einer Temperatur, die je nach Gerät bei 0 bis 5°C oder bei Zimmertemperatur liegt verwendet. Die Temperatur des Injektats wird über einen gesonderten Temperaturfühler gemessen. Die Kältelösung wird rasch und gleichmäßig in den rechten Vorhof injiziert, wo sich die kühle Injektionslösung mit dem durchfließenden Blut vermischt. Der Temperaturfühler an der Katheterspitze in der A. pulmonalis mißt den dadurch verursachten Temperaturabfall des Blutes und gibt die Temperaturdifferenz zur Berechnung des Herzminutenvolumens an das Meßgerät weiter.

Vereinfacht gesagt, arbeitet die Kälteverdünnungsmethode in folgender Weise: Ist der in der Pulmonalarterie registrierte Temperaturabfall groß, so war die während der Injektion durch das rechte Herz fließende Blutmenge klein und das Herzminutenvolumen entsprechend niedrig. Ist der Temperaturabfall dagegen gering, so war die durchfließende Blutmenge und damit das Herzminutenvolumen größer. Um eine zufriedenstellende Meßgenauigkeit zu erzielen, sollten stets drei Messungen nacheinander von der gleichen Person durchgeführt und daraus der Mittelwert gebildet werden.

3.7.4. Langzeitüberwachung

Der Swan-Ganz-Thermistor-Katheter und der in der Aorta liegende Teflonkatheter können bei sachgerechter Pflege über mehrere Tage belassen werden.

Um die einwandfreie *Durchgängigkeit der Katheter* sicherzustellen, müssen die Katheter kontinuierlich im Gegenstromprinzip durchgespült werden. Hierzu eignen sich Mehrfachperfusoren, die mit einer Halterung für drei Perfusorenspritzen ausgestattet sind und somit drei Katheterlumina offenhalten können

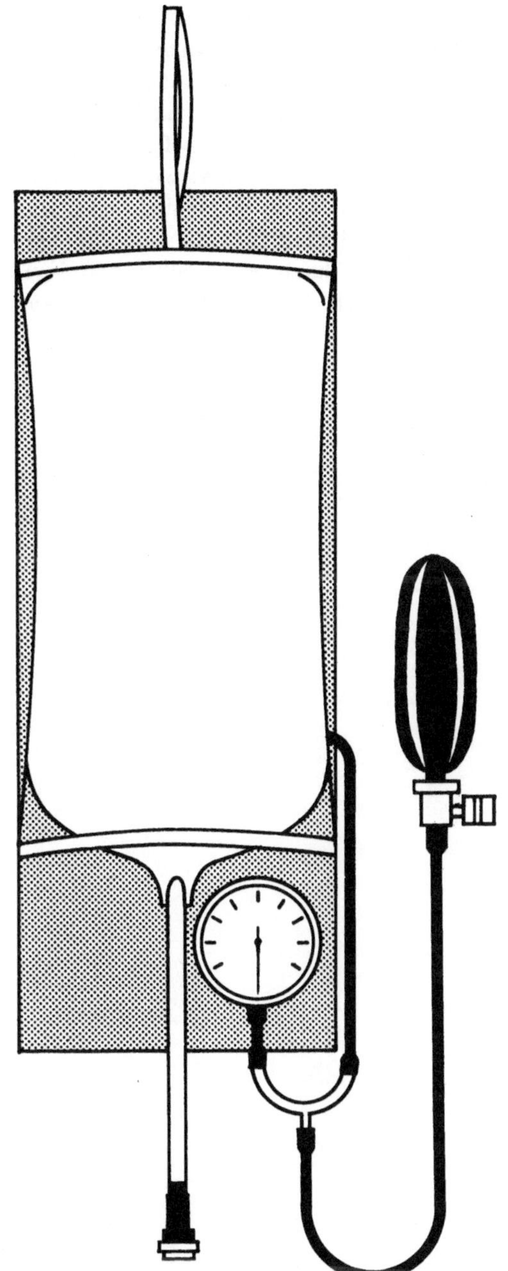

Abb. 3.22. Druckinfusionsflasche zur Perfusion eines Herzkatheters

(Abb. 3.21). Der Spülflüssigkeit wird Heparin zugesetzt (50 ml NaCl 0,9% mit 1000 E Heparin für eine Perfusionszeit von 10 Std.). Auf diese Weise können mit einem System alle Katheteröffnungen durchspült werden. Für einlumige Katheter eignen sich auch

Druckinfusionsflaschen (Abb. 3.22). Um exakte Meßwerte zu erhalten, sollten die Katheter in 2- bis 4-stündlichen Abständen mit 5–10 ml NaCl-Lösung 0,9% durchspült und ein Nullausgleich am Druckmeßgerät vorgenommen werden. Die *Punktionsstelle* und das *Wundgebiet* der Venae sectio sind täglich zu inspizieren und steril zu verbinden. Die Katheter sollten durch einen Pflasterstreifen oder durch Naht fixiert werden, um sie vor dem Herausrutschen zu bewahren. Bei einwandfreier Fixierung der Katheter und bei ausreichender Länge der Verbindungsanschlüsse zum Statham-Element lassen sich alle pflegerischen Maßnahmen am Patienten ohne nennenswerte Behinderung durchführen. Der Katheter muß aus Sicherheitsgründen mit der Aufschrift „keine Injektionen!" versehen werden.

4. Therapie des Schocks

4.1. Grundlagen der Schocktherapie

4.1.1. Pathophysiologische Begründung der Schocktherapie

Wir haben in den vorangehenden Kapiteln dargestellt, daß absoluter und relativer Volumenmangel, Pumpversagen des Herzens, sympatho-adrenerge Gefäßreaktion, schockspezifische Vasomotion sowie zelluläre Hypoxie und Laktatazidose zu den wichtigsten pathophysiologischen Schockmechanismen zählen. Sie erfordern daher eine gezielte Korrektur. Man kann davon ausgehen, daß jede der genannten Störungen durch geeignete Therapiemaßnahmen wirkungsvoll beeinflußt werden kann, solange keine endgültige Schädigung des Organismus eingetreten ist. Die hohe Sterblichkeit des kardiogenen und des septischen Schocks ist nicht Folge einer unwirksamen Therapie, sondern in den meisten Fällen Ausdruck eines irreversiblen und therapieresistenten Grundleidens. Da klinisch nicht zwischen den Folgen des Grundleidens und den Folgen des eigentlichen Kreislaufschocks unterschieden werden kann, ist eine getrennte Therapiebewertung nicht möglich. Es ist daher üblich, Erfolg oder Nichterfolg der Schocktherapie am positiven oder negativen Ausgang des Gesamtverlaufs zu bemessen.

Die Aufzählung der einzelnen pathophysiologischen Grundmechanismen läßt bereits die verschiedenen Ansatzpunkte der Schocktherapie erkennen. Jede der im folgenden besprochenen Therapieformen hat ganz bestimmte Angriffspunkte mit vielfältigen Rückwirkungen auf Hämodynamik, Mikrozirkulation und Zellstoffwechsel. Für eine wirkungsvolle Schocktherapie ist es wichtig, jede einzelne Therapiemöglichkeit in vollem Umfang auszuschöpfen. Unter bestimmten Voraussetzungen können aber auch mehrere Therapieformen miteinander kombiniert werden. Eine derart differenzierte Therapie setzt voraus, daß hinreichende Kenntnisse über die Pathophysiologie des Schocks und über Wirkungen und Nebenwirkungen der einzelnen Therapiemaßnahmen vorhanden sind.

4.1.2. Volumenersatzmittel

4.1.2.1. Eigenschaften sowie Auswahl von Volumenersatzmitteln. Unter Volumenersatz versteht man die Infusion von Blut, Plasma oder Plasmaersatzmittel zur Vermehrung des zirkulierenden Blutvolumens.

Das zirkulierende Blutvolumen kann *absolut* oder *relativ* vermindert sein. Beispiele für absoluten Volumenmangel sind akute Blutungen, Verbrennungen und akute Erkrankungen des Magendarmtraktes, die mit anhaltend starken Durchfällen oder Erbrechen einhergehen. Zu einem relativen Volumenmangel kommt es beispielsweise bei einem Versagen der peripheren Gefäßregulation, was ein „Versacken" der an und für sich „normalen" Blutmenge zur Folge hat (z. B. anaphylaktischer Schock).

Absoluter und relativer Volumenmangel können einen Schock auslösen, sie können aber auch als unmittelbare Folge im Schockverlauf auftreten. Ursachen dafür sind der kapillare Blutaufstau und die Flüssigkeitsverluste ins Gewebe (s. S. 11).

Schließlich kann sich ein relativer Volumenmangel im Verlauf der Schocktherapie einstellen, wenn bei stark zentralisiertem Kreislauf gefäßerweiternde Mittel verabreicht werden. Genaugenommen tritt hierbei ein zuvor schon vorhandener absoluter Volumenmangel zutage, der durch die Kreislaufzentralisation verdeckt war.

Bei Vorliegen eines Volumenmangelschocks bedeutet die Volumensubstitution eine Korrektur der schockauslösenden Ursache. Da der Volumenmangel aber auch, wie bereits ausgeführt, bei allen anderen Schockformen ursächlich oder sekundär eine mitbestimmende Rolle spielen kann, ist dem Volumenersatz eine allgemeine und grundsätzliche Bedeutung beizumessen.

Die Zufuhr von Volumen führt hämodynamisch zu einer Vermehrung des venösen Rückstroms zum rechten Herzen mit Wiederanstieg von arteriellem Druck und Herzzeitvolumen. Der Wiederanstieg von Blutdruck und Blutfluß bewirkt seinerseits eine Verbesserung der kapillaren Durchströmung, die der Sauerstoffversorgung der Zellen zugute kommt.

Schon frühere Erfahrungen haben gezeigt, daß die Infusion von Blutplasma der Gabe von Vollblut überlegen ist. Aus neueren Untersuchungen weiß man, daß diese Überlegenheit von Plasma und Plasmaersatzlösungen auf ihrer besseren Wirksamkeit im Bereich der Mikrostrombahn beruht. Die durch Verabreichung von Volumenersatzmitteln hervorgerufene Blutverdünnung führt zu einer Verbesserung der kapillären Durchblutung, die sich hämodynamisch an einer Abnahme des peripheren Widerstandes und an einer Zunahme des Herzzeitvolumens erkennen läßt. Die Transfusion von Vollblut bewirkt dagegen eine Hämokonzentration, die die kapillare Durchblutung erschwert. Hinzu kommen die allgemein bekannten Gefahren und Risiken einer Blutübertragung mit Sensibilisierung, Unverträglichkeitsreaktionen, Hepatitisübertragung, Hyperammoniämie, Hyperkaliämie und Gerinnungsstörungen.

Da eine Vielzahl dieser Nachteile auch für Blutplasmakonserven gelten, ist man in den letzten Jahren mehr und mehr auf körperfremde kolloidale Volumenersatzmittel ausgewichen. Unter den körpereigenen Volumenersatzmitteln hat sich lediglich die pasteurisierte und damit Hepatitis-sichere 5%ige Humanalbuminlösung (PPL) als ausgezeichnetes Volumenersatzmittel einen wichtigen Platz in der Volumentherapie des Schocks erobert. Einer breiteren Anwendung stehen aber die hohen Herstellungskosten entgegen. Auch für die Behandlung des hämorrhagischen Schocks empfiehlt es sich, zunächst kolloidale Volumenersatzmittel heranzuziehen, was sich wegen der Wartezeit bis zur Bereitstellung von Blutkonserven ohnehin kaum umgehen läßt. Die Zufuhr von Vollblut muß spätestens dann erfolgen, wenn der Hämatokrit auf Werte unter 20–25% abgesunken ist. Die für die Mikrozirkulationsverhältnisse und für den Sauerstofftransport günstigsten Hämatokrit-Werte liegen bei 30–35%.

Sieht man von Plasma und von Humanalbumin ab, sind die kolloidalen Volumen- oder Plasma-Ersatzmittel „künstliche" Ersatzmittel und damit Fremdsubstanzen für den Organismus. Zu den wichtigsten körperfremden Plasmaersatzmitteln zählen Dextranlösungen, Gelatinelösungen und Stärkelösungen.

Prinzipiell sind an körperfremde Plasmaersatzmittel bestimmte Forderungen zu stellen, von deren Erfüllung es abhängt, ob sie als wirksam und brauchbar in der Klinik eingesetzt werden können.

Zu diesen Forderungen zählen:

- gute Volumenwirksamkeit
- billige und kontrollierbare Herstellungsverfahren
- konstante Eigenschaften
- gute Haltbarkeit, auch bei Lagerung unter extremen Temperaturbedingungen
- fehlende Toxizität
- fehlende Antigenität
- vollständige Ausscheidung und vollständiger Abbau im Körper

Unter den verschiedenen Eigenschaften eines kolloidalen Volumenersatzmittels spielt die Volumenwirksamkeit eine besonders wichtige Rolle. Die Volumenwirksamkeit ergibt sich aus *Wasserbindungskraft* und *intravasaler Verweildauer* der kolloidalen Teilchen. Dabei verhält sich die Wasserbindungskraft *proportional* zur Konzentration und *umgekehrt proportional* zum mittleren Molekulargewicht der kolloidalen Teilchen, d. h. je höher die

Konzentration und je niedriger das Molekulargewicht, um so größer die Wasserbindungskraft und damit die Volumenwirkung der in Frage kommenden Lösung.

Diese Gegebenheiten können am Beispiel zweier verschiedener Dextranlösungen veranschaulicht werden. Die Wasserbindungskraft von Rheomacrodex (10%ige Lösung, mittleres Molekulargewicht 40000) ist wesentlich größer als die Wasserbindungskraft von Macrodex (6%ige Lösung, mittleres Molekulargewicht 60000).

Da die Volumenwirksamkeit aber nicht nur von der Wasserbindungskraft sondern auch von der Verweildauer des Kolloids in der Blutbahn bestimmt wird, ist auch diese Eigenschaft zu berücksichtigen. Die Verweildauer eines Volumenersatzmittels im Blut hängt davon ab, wie rasch die kolloidalen Teilchen über die Niere ausgeschieden werden. Die renale Ausscheidungsrate ist wiederum abhängig vom mittleren Molekulargewicht der kolloidalen Teilchen. Dabei gilt die Regel, daß die renale Ausscheidungsrate mit abfallendem Molekulargewicht zunimmt und umgekehrt. Liegt das Molekulargewicht unter 40–50000, so muß mit einer raschen Ausscheidung und damit mit einer kurzen Verweildauer des Volumenersatzmittels im Blut gerechnet werden. Das bedeutet für unser zuvor genanntes Beispiel, daß die Verweildauer von Rheomacrodex mit einem mittleren Molekulargewicht von 40000 wesentlich kürzer ist als die Verweildauer von Macrodex mit einem mittleren Molekulargewicht von 60000. Rheomacrodex zeichnet sich somit durch eine „überschießende", aber kurzfristige Volumenwirkung aus. Macrodex ist dagegen durch eine „normale" und länger anhaltende Volumenwirksamkeit gekennzeichnet.

Übersteigt die Wasserbindungskraft eines Volumenersatzmittels die physiologische Wasserbindungskraft von Bluteiweiß, so führt die Infusion einer derartigen hyperonkotischen Lösung zu einem zusätzlichen Einstrom von Gewebsflüssigkeit in die Blutbahn. Da der erzielte Volumeneffekt die infundierte Volumenmenge übersteigt, werden derartige Lösungen auch als *echte Plasmaexpander* bezeichnet. Aufgrund der beschriebenen Eigenschaften ist Rheomacrodex als ein typischer Plasmaexpander anzusehen.

4.1.2.2. Dextrane. Dextrane sind hochmolekulare Polysaccharide, die aus einzelnen Glukosemolekülen aufgebaut sind. Handelsübliche Lösungen liegen vor als 6%ige Lösungen von Dextran 60 (Macrodex) und von Dextran 75 (Schiwadex 75), als 10%ige Lösungen von Dextran 40 (Rheomacrodex, Schiwadex 40) sowie als 4%ige Lösungen von Dextran 45 (Plasmafusin). Allen Dextranlösungen liegt eine 0,9%ige Kochsalz- oder eine 5%ige Kohlenhydratlösung zugrunde (Tabelle 4.1). Als besondere Wirkungen der Dextrane sind ihre Thrombozyten und Erythrozyten desaggregierenden Eigenschaften zu nennen. Durch Überziehen der Blutzellen mit einem dünnen Dextranfilm wird die physiologische Verklumpung der Thrombozyten bei der Blutstillung und die Geldrollenbildung der Erythrozyten bei Strömungsverlangsamung gehemmt. Die erythrozytendesaggregierende Wirkung der Dextrane wirkt sich positiv auf die im Schock gestörte Mikrozirkulation aus. Von Nachteil ist dagegen die mit der thrombozytendesaggregierenden Wirkung verknüpfte Blutungsgefahr, mit der ab einer tgl. Gesamtdosis von 1,5–2,0 g Dextran/kg Körpergewicht gerechnet werden muß. Das entspricht beim Erwachsenen einer Menge von 1,0–1,5 l Macrodex oder Rheomacrodex. Bei Patienten mit hämorrhagischer Diathese sollte daher eine Verabreichung von dextranhaltigen Lösungen nach Möglichkeit vermieden werden.

Während die Blutsenkungsgeschwindigkeit infolge der desaggregierenden Wirkung der Dextrane eine deutliche Beschleunigung erfährt, wird die Blutgruppendiagnostik durch Dextranlösungen nicht gestört. Allergische Reaktionen wurden nur in Einzelfällen beobachtet. In den letzten Jahren wurde allerdings über eine Häufung allergischer Zwischenfälle berichtet.

4.1.2.3. Gelatine. Den in der Klinik gebräuchlichen Lösungen von Gelatine liegen verschiedene Gelatinearten wie Oxypolygelatine (Gelifundol), modifizierte flüssige Gelati-

Tabelle 4.1. Charakteristika wichtiger Volumenersatzmittel

Präparat	Mittl. Molekulargewicht	Konzentration	Lösungsmittel	Intravasale Verweildauer
Dextran 40	40000	10%	0,9% Nacl (5% Sorbit)	4 Std
Dextran 60	60000	6%	0,9% Nacl	6 Std
Oxypolygelatine	30000	5,5%	0,9% Nacl	3 Std
Modifizierte flüssige Gelatine	27000	3%	0,9% Nacl	3 Std
Harnstoffvernetzte Gelatine	35000	3,5%	0,9% Nacl	3 Std
Hydroxyäthylstärke	450000	6%	0,9% Nacl	8 Std

ne (Physiogel, Neo-Plasmagel) und harnstoffvernetzte Gelatine (Haemaccel) zugrunde. Die Konzentrationen dieser Lösungen liegen zwischen 3,0 und 6,0%. Das mittlere Molekulargewicht der Gelatine beträgt 30000 bis 35000 (Tabelle 4.1).

Ähnlich wie bei den Dextranen erfolgt die Ausscheidung von Gelatine hauptsächlich über die Nieren. Infolge des niedrigen mittleren Molekulargewichts ist die intravasale Verweildauer kurz. Die Wasserbindungskraft ist im Vergleich zu den Dextranen etwas geringer. Eine Expanderwirkung ist deshalb nicht zu verzeichnen. Insgesamt kann man jedoch davon ausgehen, daß bei entsprechender Dosierung auch mit Gelatinelösungen ein ausreichender Volumeneffekt erzielt werden kann. Im Unterschied zu den Dextranen verursachen Gelatinelösungen keine Störung der primären Blutstillung, so daß postoperative oder posttraumatische Blutungen nicht zu befürchten sind. Die rasche renale Ausscheidung der Gelatinemoleküle geht in der Regel mit einer überschießenden Diurese einher. Dieser diuretische Effekt ist unter Schockbedingungen im Sinne einer osmotischen Diurese als vorteilhaft zu betrachten. Er geht jedoch zu Lasten der Volumenwirkung und erfordert eine entsprechende Substitution von Wasser. Die Blutgruppendiagnostik wird durch die Gegenwart von Gelatine nicht beeinträchtigt. Allergien und Unverträglichkeitsreaktionen wurden in Einzelfällen beobachtet.

4.1.2.4. Stärke. Die als Volumenersatzmittel gebräuchliche Hydroxyäthylstärke wird aus Reis, Mais oder Getreide gewonnen und baut

sich, ähnlich wie Dextran, aus Glukosemolekülen auf. Als handelsübliches Präparat steht eine 6%ige Stärkelösung mit einem mittleren Molekulargewicht von 450000 in isotoner NaCl-Lösung zur Verfügung (Plasmasteril) (Tabelle 4.1).

Nach Infusion der Lösung werden die großen Hydroxyäthylstärke-Moleküle im Blut rasch durch Alpha-Amylase abgebaut und zusammen mit den kleineren Molekülen über die Nieren ausgeschieden. Ein kleiner Teil der Moleküle wird über die Zellen des reticuloendothelialen Systems ausgeschieden.

Die intravasale Verweildauer von Stärke ist mit der von Dextran 70 zu vergleichen. Die Wasserbindungskraft beträgt 10–14 ml/g Stärke. Eine Expanderwirkung ist daher nicht zu erwarten.

Ähnlich wie Dextranlösungen erhöhen Stärkelösungen das Blutungsrisiko, indem sie die Verklumpung von Blutplättchen hemmen. Ab welcher Infusionsmenge mit Blutungskomplikationen zu rechnen ist, entzieht sich vorläufig noch unserer Kenntnis. Durch Beeinflussung der Erythrozytenaggregation wird auch die Blutkörperchensenkungsgeschwindigkeit deutlich beschleunigt. Dagegen findet keine Beeinträchtigung der Blutgruppendiagnostik statt. Auch allergische Nebenwirkungen sind kaum zu befürchten.

4.1.3. Sauerstofftherapie

Die Anreicherung der Inspirationsluft mit Sauerstoff soll eine bessere Oxygenisierung des venösen Blutes in der Lunge bezwecken.

Wie schon beschrieben, wird im Schock regelmäßig eine Störung der pulmonalen Sauerstoffaufnahme beobachtet. Darüberhinaus geht der Sauerstofftransport im Blut mit abfallendem Herzzeitvolumen zurück. Beide Störungen tragen zum zellulären Sauerstoffmangel im Schock bei.

Durch Erhöhung des inspiratorischen Sauerstoffangebots läßt sich der arterielle Sauerstoffpartialdruck erhöhen und die Sauerstofftransportrate steigern. Die verbesserte Gewebsoxygenisierung ist Voraussetzung für eine Wiederaufnahme der aeroben Stoffwechselvorgänge in der Zelle (s. S. 12), für den Abbau der metabolischen Azidose und für die Normalisierung der kapillären Durchblutung. Gelingt es, durch die gleichzeitige Volumenzufuhr auch das Herzzeitvolumen zu steigern, so wird die Wirksamkeit der Sauerstoffzufuhr dadurch wesentlich erhöht. Wir haben dann ein Beispiel für ein sinnvolles und effektives Zusammenwirken zweier verschiedener Therapiemaßnahmen, des Volumenersatzes und der Sauerstofftherapie.

Die Anreicherung der Inspirationsluft mit Sauerstoff erfolgt über einen Sauerstoffsprudler und eine mit Schaumgummi gepolsterte Nasensonde. Die inspiratorische Sauerstoffkonzentration kann, entsprechend der eingestellten Literzahl, nach Erfahrungswerten abgeschätzt werden (3 l Sauerstoffzumischung entsprechen 30% Sauerstoffanteil, 5 l Sauerstoffzumischung entsprechen 40% Sauerstoffanteil).

Anders liegen die Verhältnisse bei einem Schockpatienten unter Beatmung. Während die modernen Beatmungsgeräte in der Regel eine stufenlos regulierbare Sauerstoffzumischung und damit eine exakte Dosierungseinstellung gestatten, ist diese Möglichkeit bei älteren Beatmungsgeräten nicht gegeben. Es droht hier die Gefahr einer Sauerstoffüberdosierung mit Schädigung der beatmeten Lungen. Als oberer kritischer Grenzwert gilt eine inspiratorische Sauerstoffkonzentration (F_IO_2) von 40%. Auf diesen kritischen Grenzwert ist vor allem bei protrahierten Schockverläufen sowie bei Fortführung der Beatmungstherapie nach Überwinden des Schocks zu achten, um bei drohendem oder

manifestem Schocklungensyndrom eine zusätzliche Sauerstoffschädigung zu vermeiden.

4.1.4. Azidosetherapie

Die Korrektur der metabolischen Azidose im Schock hat zum Ziel, die sich nachteilig auswirkenden Einflüsse auf Blutgerinnung, Gefäßtonus (schockspezifische Vasomotion) und metabolische Zellfunktionen zu unterbinden. Für die Therapie stehen 1-molare Natriumbikarbonatlösung und 0,3-molare THAM-Lösung zur Verfügung. Erstere hat sich aufgrund ihrer einfachen und sicheren Handhabung gut bewährt. Die Dosierung wird nach den üblichen Richtlinien vorgenommen:

- *Bikarbonat:* kg Körpergewicht $\times$ 0,3 $\times$ Basendefizit (mval/l) = 1-molare Lösung in ml
- *THAM:* kg Körpergewicht $\times$ Basendefizit (mval/l) = 0,3-molare Lösung in ml.

Eine allzu rasche und überschießende Korrektur der Azidose sollte vermieden werden, da nachteilige Rückwirkungen auf die innere Homöostase, auf die Sauerstoffbindungskraft des Hämoglobins, auf die Atmung und auf die Hirndurchblutung zu befürchten sind. Um der Gefahr einer eventuellen Natriumüberlastung vorzubeugen, ist bei ausgeprägten und therapieresistenten Azidosen auf eine Begrenzung der Gesamtzufuhr an Natriumbikarbonat zu achten.

4.1.5. Vasoaktive Pharmaka mit positiv-inotroper Wirkung

4.1.5.1. Wirkprinzipien

4.1.5.1.1. Definitionen. Vasoaktive Pharmaka mit positiv-inotroper Wirkung sind Medikamente, die durch Beeinflussung des sympathischen Nervensystems sowohl auf Blutgefäßregulation als auch auf Herzfunktionen einwirken (Sympathomimetika, Katecholamine).

Die Wirkung an den Blutgefäßen kann verengend (Vasopressoren) oder erweiternd sein (Vasodilatatoren). Angriffspunkte sind die prä- und postkapillären Gefäßabschnitte. Die Wirkung am Herzen führt vor allem zu einer Steigerung von Herzmuskelkontraktilität und

Tabelle 4.2. Sympathikuswirksame Pharmaka

Adrenerger Wirkungsmechanismus	Alpha-Stimulation	Alpha-Blockade	Beta-Stimulation	Alpha-Stimulation + „dopaminerge" Stimulation
Substanz	Noradrenalin	Phenoxybenzamin	Orciprenalin	Dopamin
Präparat	Arterenol	Dibenzyran	Alupent	Dopamin Giulini Dopamin Nattermann Cardiosteril
Gefäßwirkung	gefäßverengend	gefäßerweiternd	gefäßerweiternd	selektiv gefäßverengend und -erweiternd
Herzwirkung	positiv inotrop (positiv chronotrop)	–	pos. inotrop pos. chronotrop	pos. inotrop (pos. chronotrop)

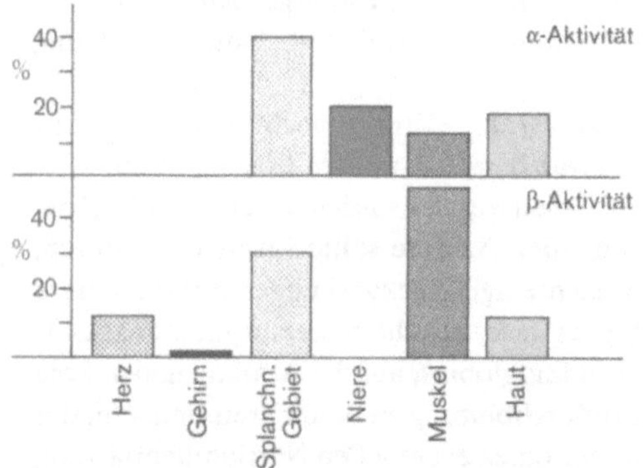

Abb. 4.1. Aktivitätsentfaltung von Alpha- und Betarezeptoren des sympathischen Nervensystems bei Zufuhr von Noradrenalin (Alphastimulation) oder Orciprenalin (Betastimulation) Aus: Lehrbuch der Inneren Medizin. Gross, R., Schölmerich, P. (Hrsg.). Stuttgart-New York: Schattauer 1977

Herzfrequenz. Während für die Gefäßwirkungen Alpha- und Beta-Rezeptoren verantwortlich sind, werden die Wirkungen am Herzen ausschließlich über Beta-Rezeptoren vermittelt.

Nach der Wirkungsweise an den Blutgefäßen unterscheidet man Pharmaka mit alpha-stimulierender und mit alpha-blockierender Wirkung, Pharmaka mit beta-stimulierender und mit beta-blockierender Wirkung und Pharmaka mit „dopaminerger" Wirkung. Letztere verfügen neben alpha- und beta-stimulierenden Eigenschaften auch über Wirkungen, die vermutlich durch dopaminempfindliche („dopaminerge") Rezeptoren ver-

mittelt werden. Die für die Schocktherapie wichtigen Wirkprinzipien sind in Tabelle 4.2 zusammengestellt.

4.1.5.1.2. Alphastimulation. Pharmaka mit alpha-stimulierender Wirkung (Typ Noradrenalin) führen zur Engstellung der Gefäße. Man bezeichnet diese Substanzen deshalb als Vasopressoren. Die vasopressorische Wirkung von Noradrenalin betrifft die Teilkreisläufe von Haut, Muskulatur, Nieren und Splanchnikusgebiet (Leber, Pankreas, Magendarmtrakt) (s. Abb. 4.1).

Klinisch zeigt sich die Wirkung an einer Engstellung der Kreislaufperipherie mit blasser kühler Haut und an einem Anstieg des arteriellen Blutdrucks.

4.1.5.1.3. Alphablockade. Pharmaka mit alpha-blockierender Wirkung (Typ Phenoxybenzamin) führen zur Gefäßerweiterung. Man bezeichnet diese Substanzen deshalb als Vasodilatatoren. Da die vasodilatatorische Wirkung über Alpharezeptoren vermittelt wird, sind die gleichen Teilkreisläufe betroffen, die durch Arterenol eine Engstellung erfahren (Abb. 4.1).
Klinisch wird die Wirkung von Alpha-Blokkern an einer Weitstellung der Peripherie mit warmer rosiger Haut und an einem Abfall des arteriellen Blutdrucks erkennbar.

Durch einen ähnlichen Wirkungscharakter zeichnet sich Dihydroergotoxin (Hydergin) aus. Die Wirkung kommt hier jedoch nicht nur über eine Beeinflussung von Alpha-Rezeptoren sondern auch über eine zentralblockierende Wirkung am Sympathikus zustande. Dihydroergotoxin verfügt über keinerlei beta-stimulierende Wirkung am Herzen.

4.1.5.1.4. Betastimulation. Pharmaka mit beta-stimulierender Wirkung (Typ Orciprenalin) führen ebenfalls zur Gefäßerweiterung. Sie zählen, wie die Alpha-Blocker, zu den Vasodilatatoren.

Beta-Rezeptoren finden sich an den Gefäßen von Haut, Muskulatur und Splanchnikusgebiet. Bei Gabe von Orciprenalin ist hier mit einer Gefäßerweiterung zu rechnen. Das Strombett der Nieren bleibt dagegen von der Gefäßerweiterung ausgeschlossen (Abb. 4.1).

Klinisch zeigt sich die Wirkung von Betastimulatoren an einer Weitstellung der Peripherie mit warmer rosiger Haut und mit Abfall des arteriellen Blutdrucks. Die besonders starke beta-stimulierende Wirkung am Herzen wird durch das Auftreten einer Beschleunigung der Herzfrequenz erkennbar.

4.1.5.2. Therapiekonzepte. Alle drei Substanzgruppen haben seit langem Eingang in die Schocktherapie gefunden und wurden mit wechselnden Erfolgen eingesetzt. Die Indikation zur Verwendung der einen oder anderen Substanzgruppe wurde dabei weniger nach bestimmten hämodynamischen Befundmustern oder bestimmten schockauslösenden Ursachen als vielmehr nach der jeweils vorherrschenden Lehrmeinung über die Pathophysiologie des Schocks gestellt.

Während noch vor 10–20 Jahren die Therapie mit Vasopressoren (Noradrenalin) vorherrschte, vollzog sich Mitte der 60er Jahre ein vollständiger Umschwung zugunsten der Vasodilatatoren, im deutschsprachigen Raum unter Bevorzugung von beta-stimulierenden Substanzen (Orciprenalin).

Das Behandlungsziel der Anhänger von Vasopressoren bestand darin, den kritisch verminderten arteriellen Blutdruck so rasch wie möglich zu normalisieren, um eine ausreichende Koronardurchblutung zu gewährleisten. Das Behandlungsziel der Anhänger von Vasodilatatoren bestand dagegen darin, die kritische Herabsetzung der Kapillarperfusion so rasch wie möglich zu beheben und für eine ausreichende Gewebsoxygenisierung zu sorgen. Der drohende Blutdruckabfall sollte dabei durch die positiv-inotrope Wirkung am Herzen und durch eine zusätzliche Verabreichung von Volumenersatzmitteln vermieden werden.

Während die letztere Auffassung zweifellos einen wesentlichen Fortschritt für die Therapie des Schocks bedeutete, haben doch weitergehende Kenntnisse der Schockpathophysiologie und die Einführung selektiv-gefäßwirksamer Pharmaka zur Aufstellung neuer Behandlungskonzepte geführt.

4.1.5.3. Eigenschaften häufig verwendeter vasoaktiver Pharmaka
4.1.5.3.1. Noradrenalin. Noradrenalin (Arterenol) führt dosisabhängig zu einer Verengung der präkapillaren Gefäßabschnitte mit Anstieg von peripherem Gefäßwiderstand und arteriellem Blutdruck. Da auch die venösen Blutgefäße mit einer, wenn auch beschränkten, Engerstellung reagieren, nimmt der venöse Rückfluß zum rechten Herzen zu und der zentrale Venendruck steigt an.

Die Stimulation am Herzen bewirkt eine Zunahme von Schlag- und Herzzeitvolumen. Der Anstieg der Herzfrequenz ist nur gering. Herzrhythmusstörungen werden nur selten beobachtet.

Die Gabe von Noradrenalin bewirkt somit eine Umverteilung der zirkulierenden Blutmenge zugunsten der *zentral* gelegenen Kreislaufabschnitte und entspricht der körpereigenen Kreislaufzentralisation im Schock. Die Kreislaufzentralisation kommt vor allem der Durchblutung von Hirn- und Herzkranzgefäßen zugute. Sie geht aber zu Lasten der Teilkreisläufe von Haut, Muskulatur, Splachnikusgebiet und Nieren mit der Gefahr einer lebensbedrohlichen Schädigung von Leber, Pankreas, Darm und Nieren.

Die Wirkung von Noradrenalin setzt innerhalb weniger Sekunden ein und läßt ebenso schnell wieder nach. Die Empfindlichkeit des Gefäßsystems auf Noradrenalin ist außerordentlich groß. Aus diesem Grunde sind Einzelinjektionen nicht erlaubt. Auch die Verabreichung über eine von Hand gesteuerte Dauertropfinfusion ist wegen der unvermeidbaren und für ältere Patienten gefährlichen Blutdruckschwankungen abzulehnen. Eine exakte und gleichmäßige Dosierung ist nur mit Hilfe von Infusionsautomaten und Injektionspumpen durchführbar. Die Dosierung sollte so gewählt werden, daß der arterielle Mitteldruck den kritischen Mindestwert von 70 mmHg um 10–20 mmHg überschreitet. Bei Hypertonikern ist von entsprechend höheren Mindestdruckwerten auszugehen. Als Anfangsdosierung empfiehlt sich die Gabe von 10 mikro-g Arterenol/min. Falls erforderlich, kann die Dosis bis auf 100 mikro-g/min erhöht werden.

4.1.5.3.2. Orciprenalin.

Orciprenalin (Alupent) führt dosisabhängig zu einer Erweiterung der präkapillaren Gefäßabschnitte mit Abfall des peripheren Gefäßwiderstandes. Da auch die venösen Speichergefäße eine Weiterstellung erfahren, wird unter dieser Therapie in der Regel eine Verabreichung von Volumenersatzmitteln erforderlich. Durch die beta-stimulierende Wirkung am Herzen nehmen Herzfrequenz und Herzzeitvolumen zu, und der arterielle Blutdruck steigt trotz Verminderung des peripheren Widerstandes an.

Insgesamt resultiert somit eine Umverteilung der zirkulierenden Blutmenge zugunsten der *peripher* gelegenen Teilkreisläufe. Vergegenwärtigt man sich aber das Verteilungsmuster der Beta-Rezeptoren (Abb. 4.1), so wird deutlich, daß die Mehrdurchblutung der Peripherie vor allem der Skelettmuskulatur zugute kommt. Eine Mehrdurchblutung der Nieren ist nur in dem Maße möglich, als das Herzzeitvolumen ansteigt.

Im Unterschied zu Noradrenalin ist die Zunahme der Herzfrequenz unter Orciprenalin beträchtlich, so daß der Therapie von dieser Seite her Grenzen gesetzt sind. Hinzu kommt die Gefahr von Extrasystolen, die mit steigender Dosis wächst.

Untersuchungen beim Schock nach Herzinfarkt haben darüber hinaus gezeigt, daß die durch Orciprenalin erzwungene Pumpleistung des Herzens zu einer vermehrten Herzmuskelhypoxie und zur Gefahr einer Infarktvergrößerung führt. Die Verbesserung der Körperdurchblutung erfolgt somit auf Kosten des ohnehin schon vorgeschädigten Myokards. Aus diesem Grunde ist bei kardiogenem Schock nach Herzinfarkt von einer Orciprenalin-Behandlung abzusehen.

Wie beim Noradrenalin setzt die Wirkung von Orciprenalin innerhalb weniger Sekunden ein und klingt ebenso rasch wieder ab. Eine exakte und gleichmäßige Dosierung ist deshalb nur bei Zuhilfenahme von Infusionsgeräten und Injektionspumpen gewährleistet. Die Dosierung sollte so gewählt werden, daß der arterielle Mindestdruck um 10–20 mm Hg überschritten wird, und daß ein Ansteigen der Herzfrequenz über 130 bis 140 pro min vermieden wird. Bei Auftreten ventrikulärer Extrasystolen ist die Dosis bis zu deren Verschwinden zu reduzieren. Liegen primär Rhythmusstörungen vor, ist die Gabe von Orciprenalin zu unterlassen.

4.1.5.3.3. Dopamin

Dopamin (Dopamin Nattermann, Cardiosteril) unterscheidet sich von Noradrenalin und Orciprenalin dadurch, daß es im Bereich der verschiedenen Teilkreisläufe teils gefäßverengend, teils gefäßerweiternd wirkt. Die Zunahme des Venentonus ist gering. Seine beta-stimulierenden Wirkungen am Herzen sind größer als die von Noradrenalin, aber geringer als die von Orciprenalin.

Dopamin führt über Alpha-Rezeptoren dosisabhängig zu einer Verengung von Haut- und Muskelgefäßen. Gleichzeitig findet über dopaminempfindliche Rezeptoren eine Erweiterung von Nieren- und Splanchnikusgefäßen (Leber, Pankreas, Magendarmtrakt) statt. Hinzu kommt eine direkte Stimulation der Nierenfunktion, die über den Funktionseffekt der Mehrdurchblutung noch hinausgeht.

Man bezeichnet die unterschiedliche Beeinflussung einzelner Teilkreisläufe als „selektive Gefäßwirkung". Aus der selektiven Gefäßwirkung wird verständlich, daß der periphere

Gesamtwiderstand unter Dopamin nur unwesentliche Veränderungen erfährt, da es in den verschiedenen Kreislaufabschnitten teils Verengung, teils Erweiterung bewirkt. Das Herzzeitvolumen steigt infolge der beta-stimulierenden Wirkung am Herzen an. Dabei ist die Zunahme der Herzfrequenz gering. Extrasystolen werden nur in Einzelfällen und meist infolge einer Überdosierung gesehen.

Es resultiert somit auch unter Dopamin eine Umverteilung der Durchblutung, die aber, im Unterschied zu Orciprenalin, auch dem zentralen Kreislaufabschnitt und den Nieren zugute kommt. Eine „Luxusdurchblutung" von Haut und Muskulatur wird dagegen vermieden.

Die Wirkung von Dopamin setzt innerhalb weniger Sekunden ein und klingt ebenso rasch wieder ab. Die Verabreichung muß deshalb über maschinell gesteuerte Infusionsgeräte und Perfusoren erfolgen. Die Dosierung richtet sich nach der Höhe des arteriellen Blutdrucks, wobei der arterielle Mindestdruck um 10–20 mm Hg überschritten werden sollte. Als Anfangsdosis empfiehlt sich die Gabe von 200 mikro-g/min. Die Dosis kann bei Bedarf auf mehrere Tausend mikro-g/min gesteigert werden.

4.1.6. Positiv-inotrope Pharmaka

4.1.6.1. Wirkprinzip. Neben den Sympathomimetika steht noch eine weitere Gruppe von Pharmaka zur Verfügung, die sich durch eine stimulierende Wirkung am Herzen auszeichnen und die deshalb Eingang in die Schocktherapie gefunden haben. Diese Pharmaka sind indiziert, wenn dem Schock kardiale Funktionsstörungen in Form eines myokardialen Pumpversagens zugrunde liegen.

4.1.6.2. Spezielle Eigenschaften positiv-inotroper Pharmaka

4.1.6.2.1. Digitalisglykoside. Die Digitalisglykoside verfügen über eine positiv-inotrope Wirkung am Herzen, die über andere Mechanismen als bei den Sympathomimetika zustande kommt. Messungen an Schockpatienten haben allerdings gezeigt, daß der positiv-inotrope Effekt von Digitalis im Schock nicht immer mit einer Verbesserung der hämodynamischen Situation einhergeht.

Unmittelbar nach der Verabreichung kommt es nicht selten zu einem vorübergehenden Anstieg des arteriellen Blutdrucks, der wahrscheinlich Ausdruck einer gefäßverengenden Wirkung der Digitalisglykoside ist.

Die kardialen Wirkungen von Digitalis setzen 15–30 min nach intravenöser Verabreichung ein und halten über viele Stunden an. Da die Wirkung langfristig ist und da die Dosierung nicht nach hämodynamischen Meßwerten gesteuert werden kann, ist eine Dosierung nach Erfahrungswerten erforderlich. In der Regel werden mittellang wirkende Glykoside bevorzugt, die in Einzelinjektionen verabreicht werden. Als mittlere Initialdosis gelten 0,5–0,6 mg. Je nach Bedarf und unter Beachtung von Vollwirkdosis (2,0 mg) und Abklingquote werden im weiteren Verlauf Einzeldosen von 0,2–0,25 mg gegeben. Auf digitalisinduzierte Rhythmusstörungen muß geachtet werden.

4.1.6.2.2. Glucagon. Das Hormon der Bauchspeicheldrüse Glucagon zeichnet sich nicht nur durch eine blutzuckersteigernde Wirkung sondern auch durch einen positiv-inotropen Effekt am Herzen aus. Der positiv-inotrope Effekt von Glucagon verläuft wiederum über andere Mechanismen als bei den Digitalisglykosiden und Katecholaminen. Glucagon führt zu einem Anstieg von Herzzeitvolumen und arteriellem Druck. Die Wirkung setzt 15–30 min nach intravenöser Verabreichung ein und hält nur kurzfristig an. Um eine gleichmäßige Wirkung zu erzielen, muß Glucagon in einer maschinell gesteuerten Dauertropfinfusion verabreicht werden. Als durchschnittliche Dosis werden 2 mg/Std. empfohlen. Im Unterschied zu Digitalis sind keine Rhythmusstörungen zu befürchten.

4.2. Praktische Durchführung der Schocktherapie

Eine erfolgreiche Schocktherapie setzt voraus, daß die im einzelnen besprochenen vielfältigen Therapiemaßnahmen in sinnvoller Weise eingesetzt werden. Führt man sich

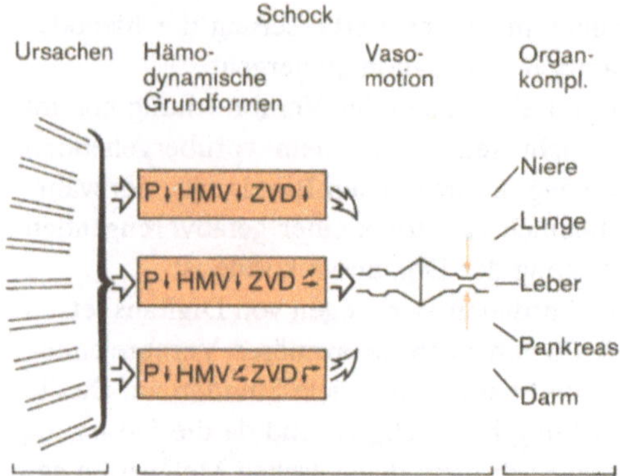

Abb. 4.2. Pathophysiologischer Reaktionsablauf des Schocks. Einmündung verschiedener Schockursachen in drei hämodynamische Grundformen des Schocks mit weitgehend einheitlicher Mikrozirkulationsstörung

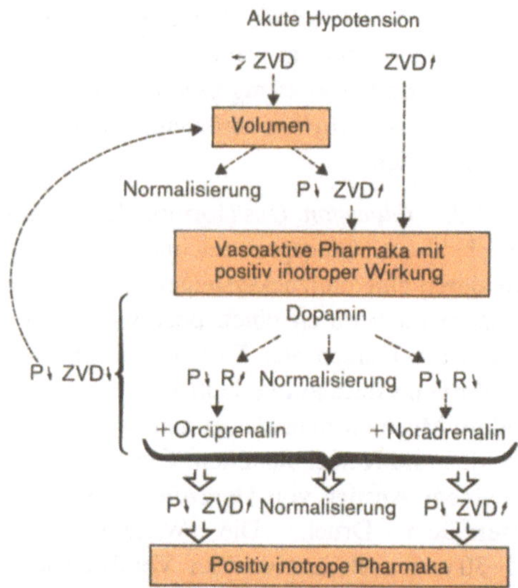

Abb. 4.3. Hämodynamisches Leitschema zur Behandlung des Kreislaufschocks. ZVD = zentraler Venendruck, P = arterieller Blutdruck, R = peripher druck, P = arterieller Blutdruck, R = peripherer Gefäßwiderstand. → = Meßwert normal, ↘ = Meßwert erniedrigt, ↗ = Meßwert erhöht

die verschiedenen schockauslösenden und schockunterhaltenden Mechanismen vor Augen, so läßt sich von daher eine pathophysiologisch begründete Folge von Therapieschritten ableiten, die sich als therapeutische Stufenleiter darstellen lassen. Berücksichtigt man außerdem, daß alle Schockformen in den gleichen pathophysiologischen Reaktionsablauf einmünden (Abb. 4.2), so wird deutlich, daß

eine derartige Stufentherapie grundsätzlich bei allen Schockformen anwendbar ist. Indikation und Dosierung von Volumenersatzmitteln und Pharmaka richten sich dabei nach dem Verhalten der hämodynamischen Meßwerte (Abb. 4.3).

Die Vorteile einer solchen Schematisierung bestehen darin, daß die Therapie auf einem klaren Konzept aufgebaut und mit Hilfe einfacher und jederzeit durchführbarer Messungen gesteuert werden kann. Die Behandlung kann den hämodynamischen Bedürfnissen jederzeit und in flexibler Weise angepaßt werden. Die Gefahr eines planlosen und ineffektiven „Herumtherapierens" wird vermieden.

4.2.1. Pflegerische Maßnahmen

Der große Aufwand an Überwachung und Therapie darf nicht dazu führen, elementare pflegerische Aufgaben zu vernachlässigen. Wie für alle Intensivpflegepatienten gilt auch für den Schockpatienten, daß alle erforderlichen Maßnahmen in einer ruhigen und vertrauenerweckenden Atmosphäre vorgenommen werden. Hektische Betriebsamkeit, Unruhe und erregte Diskussionen flößen dem Kranken Angst ein. Da den Patienten aber bei langwierigen und komplizierten Schockverläufen nicht selten eine Vielzahl diagnostischer und therapeutischer Eingriffe zugemutet werden muß, sind Arzt und Schwester auf das Vertrauen und auf die Mitarbeit des Patienten angewiesen. Dies wiederum erfordert neben einem behutsamen Umgang ein gewisses Maß an Aufklärung und individueller Führung.

Der Patient sollte in flacher Position auf einer nicht federnden Unterlage gelagert werden. Das Betten ist während des Schocks auf einen 12stündlichen Wechsel der Unterlagen zu beschränken. Spezielle, in ihrer Höhe verstellbare Betten, erleichtern die Pflege und die Eingriffe an den Gefäßen. Bei der Auswahl solcher Betten ist darauf zu achten, daß ausreichend Bodenfreiheit zum Unterfahren des Röntgenkugel-Stativs vorhanden ist.

Eine längerdauernde Kopftieflagerung sollte bei wachen Patienten vermieden werden. Sie ist für den Kranken unangenehm. Die Atmung wird durch den vermehrten Blutzustrom in den Thoraxraum erschwert. Die Vorstellungen über eine lageabhängige Zunahme der cerebralen Durchblutung sind außerdem durch keinerlei Untersuchungen belegt. Bei Patienten mit kardiogenem Schock und latenter Linksherzinsuffizienz sollte das Kopfende nach Stabilisierung des arteriellen Drucks sogar leicht angehoben werden, um die Atmung zu erleichtern und die Atemarbeit zu verringern. Dabei muß auf entsprechende Korrektur der Nullpunkteinstellung geachtet werden. Bei erhöhtem Oberkörper wird der Nullpunkt durch den Schnittpunkt zweier Linien festgelegt. Die erste Linie unterteilt wie beim flachliegenden Patienten den sagittalen Thoraxdurchmesser in $^2/_5$ und $^3/_5$. Die zweite Linie verläuft in Höhe des 4. parasternalen Intercostalraumes quer über den Thorax. Bei 90 Grad Seitlagerung kann der Nullpunkt in Thoraxmitte, kenntlich an Sternum oder Dornfortsätzen, eingestellt werden.

Die Zimmertemperatur sollte bei 23–25° C konstant gehalten werden. Körper und Extremitäten sind mit einem Leintuch abzudecken. Es empfiehlt sich aber, die Abdeckung des Patienten so vorzunehmen, daß arterielle Punktionsstellen, vor allem im Femoralisbereich, zur ständigen Beobachtung offenliegen.

4.2.2. Basistherapie (Therapiestufe I)

4.2.2.1. Volumenzufuhr. Entsprechend dem auf Abb. 4.3 wiedergegebenen hämodynamischen Leitschema wird die Schockbehandlung stets mit einer Volumenzufuhr eingeleitet. Die Dosierung der Volumenersatzmittel richtet sich nach den Meßwerten des zentralen Venendrucks. Die Volumentherapie sollte so lange fortgesetzt werden, bis ein oberer Grenzwert von 12–15 cm H_2O erreicht wird. Mit Ausnahme des hämorrhagischen und des allergischen Schocks, die in der Regel Schnellinfusionen erfordern, hat sich eine Infusionsgeschwindigkeit von 250 ml/15 min bewährt. Steigt der zentrale Venendruck dabei um mehr als 5 cm H_2O/250 ml an, so deutet dies auf eine drohende Volumenüberla-

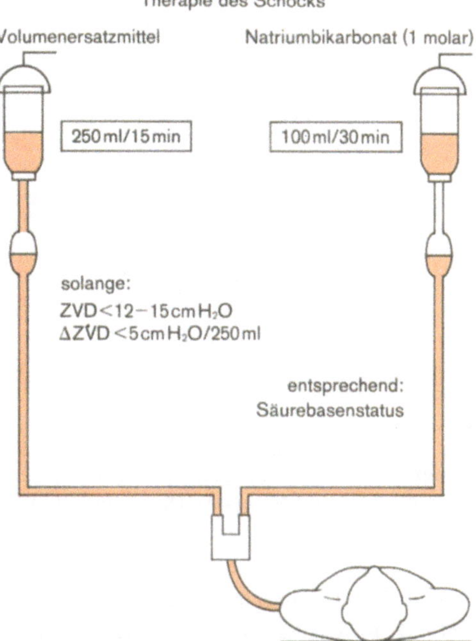

Abb. 4.4. Dosierungsrichtlinien zur Therapie mit Volumenersatzmitteln und mit einmolarer Natriumbikarbonatlösung. Δ ZVD = Veränderung des Venendrucks unter Zufuhr von Volumen

stung des Herzens hin. Je nach Höhe des erreichten Meßwertes muß die Volumenzufuhr in einem solchen Fall gedrosselt oder gestoppt werden (Abb. 4.4). Nur wenn der zentrale Venendruck schon vor Therapiebeginn auf über 15 cm H_2O erhöht ist, wird auf die anfängliche Volumensubstitution verzichtet und mit der Verabreichung von Sympathomimetika begonnen (s. Therapiestufe II).

4.2.2.2. Sauerstofftherapie. Liegen keine zusätzlichen Lungenfunktionsstörungen vor, kann zunächst mit einer Sauerstoff-Insufflation von 4 l/min über eine Nasensonde begonnen werden. Die weitere Dosierung des Sauerstoffs und auch die Indikation zur evtl. Fortsetzung der Sauerstofftherapie mittels Beatmung richten sich nach dem Verhalten von Blutgaswerten und Schockverlauf.

4.2.2.3. Ausgleich der metabolischen Azidose. Der Ausgleich der metabolischen Azidose erfolgt mit 1-molarer Natriumbikarbonatlö-

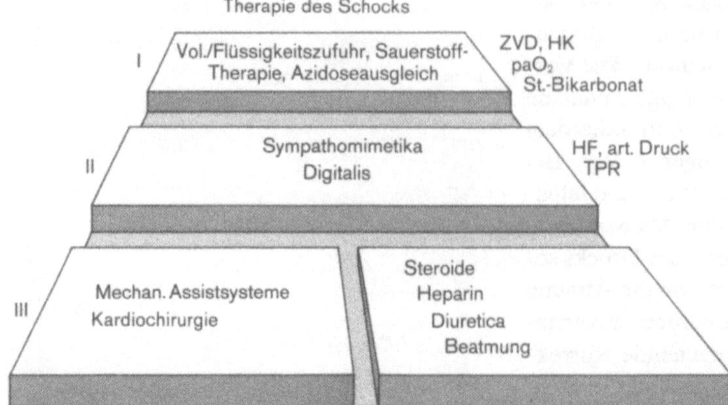

Abb. 4.5. Stufenschema zur praktischen Durchführung der Schocktherapie. Die zur Steuerung der Therapiemaßnahmen erforderlichen Meßwerte sind rechts neben den Therapiestufen aufgeführt. Die Therapiestufe 3 umfaßt zusätzliche Behandlungsmaßnahmen zur Bekämpfung der schockauslösenden Ursachen (linker Block) und zur Behandlung spezieller Schockkomplikationen (rechter Block)

sung oder 0,3-molarer Tris-Pufferlösung (THAM) im Bypass mit den Volumenersatzmitteln. Die Dosierung richtet sich nach den Ergebnissen des Säure-Basen-Status und wird nach Standardformen berechnet (s. S. 51). Als mittlere Infusionsgeschwindigkeit empfiehlt sich eine Infusionsrate von 100 ml Bikarbonat/30 min (Abb. 4.4).

4.2.2.4. Flüssigkeits- und Elektrolytzufuhr.
Im Anschluß an die Verabreichung der Puffersubstanzen sollte dem Schockpatienten auch Flüssigkeit in Form einer isotonen (5%igen) Kohlenhydratlösung infundiert werden. Flüssigkeitsmenge und Elektrolytzusätze richten sich nach der jeweiligen Bilanzsituation. Wie bereits im pathophysiologischen Abschnitt ausgeführt, ist der Flüssigkeitsbedarf im Schock häufig über den Normbedarf hinaus erhöht.

Die Basistherapie umfaßt somit neben der Sauerstoffzufuhr die Gabe von Volumenersatzmitteln, Pufferlösungen und elektrolythaltigen Kohlenhydratlösungen. Als Leitgrößen für die Dosierung gelten zentraler Venendruck, Blutgas- und Säure/Basen-Status und Hämatokrit (Abb. 4.5). Bleibt der Schock trotz dieser Maßnahmen bestehen, oder ist der zentrale Venendruck primär erhöht, schließt sich die Therapie mit Sympathomimetika an.

4.2.3. Pharmakotherapie (Therapiestufe II)

Kann der Schock durch die vorgenannten Therapiemaßnahmen nicht behoben werden, ist eine aktive Einflußnahme auf die periphere Gefäßregulation durch Gabe von Sympathomimetika erforderlich. Da eine pharmakologische Beeinflussung spezieller Gefäßabschnitte (Arteriolen, Kapillaren, Venolen) nicht möglich ist, muß eine pauschale Einflußnahme im Sinne einer allgemeinen Gefäßverengerung oder Gefäßerweiterung in Kauf genommen werden. Als hämodynamische Kontrollwerte für die Dosierung der Sympathomimetika gelten arterieller Blutdruck, Herzfrequenz und peripherer Gefäßwiderstand.

Durch seine selektive Wirkungsweise auf die verschiedenen Organkreisläufe gilt Dopamin als das Sympathomimetikum der ersten Wahl. Da die Wirkung rasch einsetzt und nur kurz anhält, empfiehlt es sich, Dopamin über eine stufenlos einstellbare Injektionspumpe zu verabreichen. Auf diese Weise können Dosisänderungen leicht und unabhängig von der Infusionsrate anderer Lösungen vorgenommen werden, und eine Kontrolle über die jeweils verabreichte Dosis ist leicht möglich. Als Initialdosis werden in der Regel 200 mikro-g/min empfohlen. Die Dosis kann stufenweise gesteigert werden. Gelingt es trotz Steigerung der Dosis auf 1200 mikro-g/min Dopamin nicht, den arteriellen Blutdruck auf das gewünschte Niveau zu bringen, ist der Zusatz eines zweiten Sympathomimetikums zu erwägen (Abb. 4.3).

Für die Auswahl des zweiten Sympathomimetikums spielt die Höhe des peripheren Gefäßwiderstandes, der aus Herzfrequenz und Blutdruck berechnet oder am Verhalten von Hautdurchblutung und Diurese abgeschätzt werden kann, eine wichtige Rolle. Darüber hinaus muß auf das Verhalten der Herzfrequenz geachtet werden. Ist der periphere Widerstand hoch und werden keine Herzrhythmusstörungen beobachtet, empfiehlt sich der Zusatz von Orciprenalin (beginnend mit 5–10 mikro-g/min). Ist der periphere Widerstand normal oder niedrig, empfiehlt sich der Zusatz von Noradrenalin (beginnend mit 10 mikro-g/min). Ein Zusatz von Noradrenalin empfiehlt sich auch dann, wenn bei erhöhtem peripherem Gefäßwiderstand eine Orciprenalin-Behandlung wegen Tachykardien oder anderen Rhythmusstörungen verboten ist.

Wird durch die Behandlung mit Sympathomimetika ein latenter Volumenmangel aufgedeckt, erkennbar an einem starken Abfall des ZVD, so muß dieser nach den anfangs genannten Regeln ausgeglichen werden (Abb. 4.3).

Bleiben trotz der Therapie mit Sympathomimetika Zeichen einer myokardialen Herzinsuffizienz bestehen, erkennbar am stark erhöhten ZVD, ist eine zusätzliche Behandlung mit positiv-inotropen Pharmaka (Digitalis, Glucagon) indiziert.

Die Therapiestufe II umfaßt somit die Verabreichung vasoaktiver Pharmaka mit positiv-inotroper Wirkung, die je nach dem Verhalten von arteriellem Druck, Herzfrequenz und peripherem Widerstand einzeln oder kombiniert zum Einsatz kommen. Gegebenenfalls ist eine Behandlung mit zusätzlichen, positiv-inotrop wirkenden Substanzen anzuschließen (Abb. 4.5).

4.2.4. Zusätzliche Behandlungsmaßnahmen

In der Regel gelingt es, mit Hilfe der in Therapiestufe I und II genannten Behandlungsmaßnahmen, die hämodynamische Schocksituation zu beheben. Bei schweren und irreversiblen Grundleiden mit protrahiertem Schockverlauf ist es aber erforderlich, bestimmte Schockursachen und bestimmte Schockfolgen mit Hilfe spezieller Behandlungsmaßnahmen anzugehen (Abb. 4.5).

Zu den Maßnahmen, die auf spezielle schockauslösende Ursachen abzielen, zählen die mechanische Unterstützung des Kreislaufs und kardiochirurgische Eingriffe bei bestimmten Formen des kardiogenen Schocks. Sie werden in einem eigenen Abschnitt besprochen (s. S. 61).

Zu den speziellen Maßnahmen, die gegen den Schock selbst und gegen seine Folgen gerichtet sind, zählen Steroide, Heparin, Streptokinase und Diuretika. Auch die Respirator-Behandlung der „Lunge im Schock" ist als eine solche Maßnahme zu verstehen.

4.2.3.1. Steroide. Steroide in hohen und wiederholt gegebenen Dosen wurden bei allen Formen des experimentellen und klinischen Schocks erprobt.

Ihre therapeutische Wirkung im Schock beim Menschen wird nach wie vor nicht einheitlich beurteilt. Im septischen Schock erscheint ihre günstige Wirkung jedoch erwiesen. Hinsichtlich des kardiogenen und hypovolämischen Schocks gehen die Ansichten weit auseinander. Steroide sollen auch in der Therapie der Schocklunge günstig wirken. Entscheidend ist die möglichst frühzeitige Gabe hoher Dosen (30 mg Prednisolon/kg Körpergewicht i. v.).

Während der günstige Effekt der Cortisonpräparate ursprünglich auf eine durch sie bewirkte Vasodilatation mit nachfolgender Steigerung des Herzminutenvolumens zurückgeführt wurde, neigt man heute zu der Ansicht, daß die Steroide ihre Wirkung direkt an den Zellmembranen und Zellorganellen entfalten. Man nimmt an, daß sie einen schützenden Effekt auf die Zellstrukturen ausüben und damit die Zellfunktionsstörung im Schock verhüten.

4.2.4.2. Heparin und Streptokinase. Wir haben gelernt, daß im Schock eine Aktivierung der Blutgerinnung auftritt, die zur Ablagerung von Fibrin und zur Entstehung kleiner Thromben in den Gefäßen der Mikrostrombahn führen kann. Die Bedeutung dieser disseminierten intravasalen Gerinnung für den Ablauf des Schocks selbst ist letztlich noch nicht geklärt. Sehr wahrscheinlich ist die intravasale Gerinnung jedoch an der Entstehung der Organschäden nach Schock, beispielsweise der Schockniere und der Schocklunge, wesentlich beteiligt. Daher ist von einer Hemmung der intravasalen Blutgerinnung im Schock ein günstiger Effekt zu erwarten. Als Antikoagulans wird Heparin von vielen Klinikern als Bestandteil der Schocktherapie angesehen. Dies gilt insbesondere für den septischen und traumatischen Schock, bei dem die disseminierte intravasale Gerinnung wahrscheinlich eine besonders starke Rolle spielt. Heparin sollte daher in allen Fällen gegeben werden, in denen keine spezielle Kontraindikation gegen eine gerinnungshemmende Therapie besteht. Heparin wird am besten kontinuierlich mittels einer Infusionspumpe zugeführt. In fortgeschrittenen Schockfällen, in denen nach protrahiertem Verlauf eine Mikrothrombosierung bereits eingetreten ist, erscheint der Versuch einer Wiederauflösung dieser Thromben zumindest vom theoretischen Standpunkt aus sinnvoll. Unter diesem Gesichtspunkt wurde Streptokinase in der Schocktherapie eingesetzt. Der Nutzen einer thrombolytischen Therapie in der Spätphase des klinischen Schocks konnte jedoch bisher nicht überzeugend nachgewiesen werden, so daß ein endgültiges Urteil darüber nicht möglich ist.

4.2.4.3. Diuretika. Diuretika sind indiziert, wenn die Spontandiurese im Verlauf der Schockbehandlung trotz Normalisierung des Blutdrucks nicht einsetzt. Durch rechtzeitige Gabe von Diuretika kann vielleicht ein in Entwicklung begriffenes akutes Nierenversagen verhütet werden. Als wirksamste Diuretika gelten hyperosmolare Lösungen von Zuckeralkoholen (Mannit, Sorbit) und Furosemid in hoher Dosierung (0,25–1,0 g). Mannit und Sorbit müssen in Form einer Schnellinfusion verabreicht werden (250 ml/30 min) (Abb. 4.6). Wegen der kurzfristigen Hypervolämie und der damit verbundenen Linksherzbelastung sind hyperosmolare Lösungen bei kardiogenem Schock und bei allen Zuständen mit stark erhöhtem zentralen Venendruck kontraindiziert.

4.2.4.4. Beatmung im Schock. Bei fortgeschrittenem Schock mit hoher Shuntdurchblutung in der Lunge kann durch Sauerstoffinsufflation allein keine effektive Beeinflussung der Hypoxämie erzielt werden. In diesen Fällen wird der Einsatz einer Respirator-Therapie erforderlich. Der Überdruck kann einen Alveolarkollaps verhüten, atelektatische Alveolarbezirke wieder eröffnen und ein schockbedingtes Lungenödem mechanisch zurückdrängen. Die Übernahme der Atemarbeit durch das Beatmungsgerät vermindert darüber hinaus den Sauerstoffverbrauch und die Kohlensäureproduktion des Organismus. Eine frühzeitig begonnene Respiratortherapie kann die Entstehung eines akuten Lungenversagens (Schocklunge) möglicherweise verhüten.

4.3. Spezielle Therapieformen

4.3.1. Hämorrhagischer Schock

Für die Behandlung des hämorrhagischen Schocks gelten neben den zuvor genannten Maßnahmen der Stufentherapie folgende Besonderheiten. Unterhalb eines Hämatokrit von 20–25% müssen Bluttransfusionen verabreicht werden. Um bei größeren Blutverlusten verdünnungsbedingte Gerinnungsstörungen zu vermeiden, sollte bei Massentransfusionen nach Möglichkeit Frischblut verwendet werden. Die Transfusionsgeschwindigkeit richtet sich nach der Stärke der Blutung und nach ihren Rückwirkungen auf Blutdruck und Herzfrequenz (Schockindex) sowie zentralen Venendruck. Bei Massentransfusionen ist darauf zu achten, daß die Konserven vor der

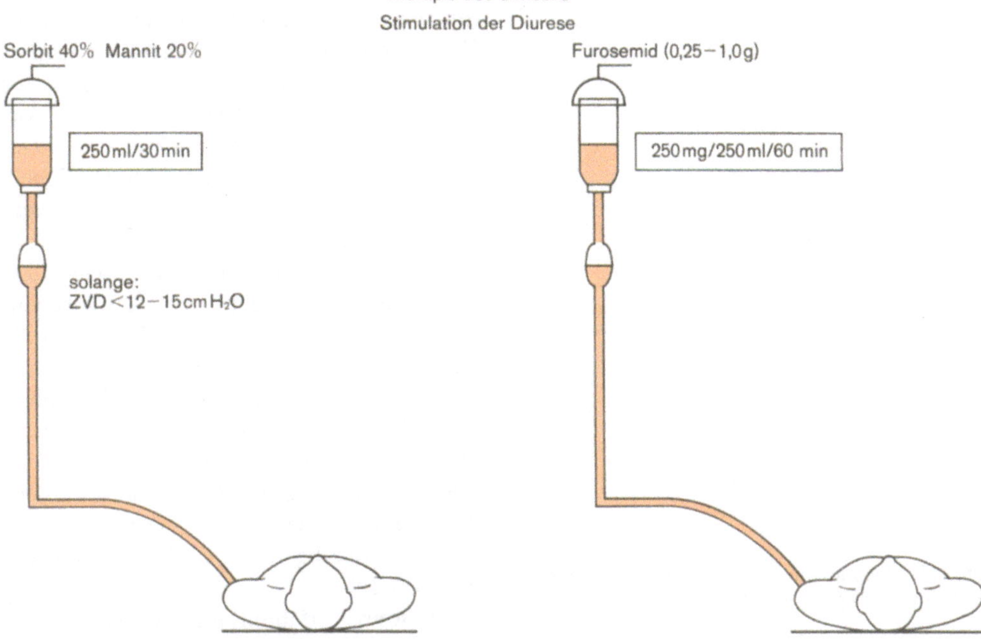

Abb. 4.6. Diuresetherapie bei Kreislaufschock. Dosierungsrichtlinien bei Durchführung einer osmotischen Diurese und bei Anwendung von Furosemid

Transfusion aufgewärmt werden, und daß zur Vermeidung einer Zitratintoxikation pro 500 ml ACD-Blut 5 ml Calcium gluconium (10%ig) injiziert werden müssen.

4.3.2. Kardiogener Schock

Auch für die Behandlung des kardiogenen Schocks gelten die zuvor genannten Maßnahmen der hämodynamisch orientierten Stufentherapie.

Rhythmusstörungen des Herzens als Ursache oder als Folge des Schocks sind nach den üblichen Richtlinien mit Antiarrhythmika zu behandeln.

Beim kardiogenen Schock nach Herzinfarkt und nach Herzoperationen sind die Ergebnisse der Schocktherapie noch immer wenig befriedigend. Die Letalität des Schocks durch myogenes Pumpversagen beträgt nach wie vor 80–90%. Der kardiogene Schock hat daher immer wieder zum Versuch der Einführung neuer Behandlungsverfahren herausgefordert. Neben der Volumen-Therapie und der Therapie mit vasoaktiven positiv-inotropen Substanzen ist die mechanische Unterstützung des Kreislaufs ein erfolgversprechendes Behandlungsprinzip. Dazu wurde eine Vielzahl verschiedener mechanischer Assistenzsysteme entwickelt und angewendet. Die am weitesten verbreitete Methode ist das Verfahren der intraaortalen Ballonpulsation (IABP) (Abb. 4.7). Dabei wird in den absteigenden Teil der Aorta ein Ballon eingeführt, der abwechselnd aufgeblasen und leergesaugt wird. Der Pumprhythmus wird der Herzaktion angepaßt. Die Steuerung erfolgt über ein kompliziertes elektronisches System mit Hilfe des Elektrokardiogramms. Während der Diastole wird der Ballon aufgepumpt. Dadurch wird das Gefäßlumen der Aorta gleichsam eingeengt, Blut wird verdrängt und der Blutdruck steigt im herznahen Abschnitt der Aorta an. Dies bewirkt eine verbesserte Durchblutung der Herzkranzgefäße als Folge des erhöhten Perfusionsdrucks in der Aorta während der Diastole. Mit Beginn der Systole wird der Ballon entleert. Das Lumen der Aorta erlangt wieder seine natürliche Weite. Der Druck in

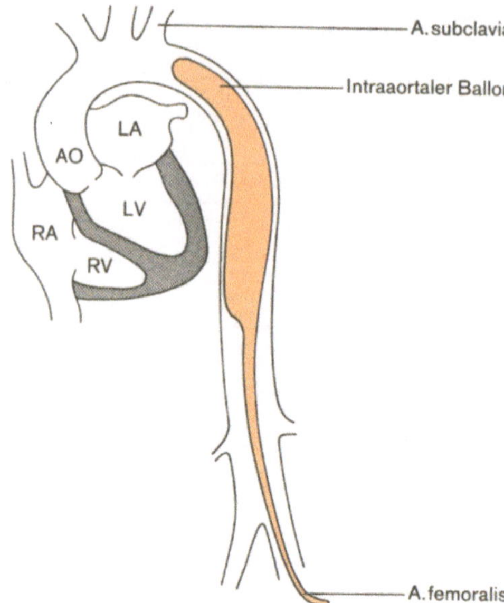

Abb. 4.7. Schematische Darstellung der intraaortalen Ballonpulsation (IABP)

der Aorta fällt ab, und das Herz kann somit sein Schlagvolumen gegen einen geringeren Druck und geringeren Widerstand auswerfen. Dadurch wird die „Nachbelastung" des Herzens vermindert und die Herzarbeit reduziert. Mechanische Entlastung des Herzens und Verbesserung der Koronardurchblutung erklären den günstigen Effekt der IABP im Schock. Als Indikationen werden refraktärer Schock nach Myokardinfarkt und Herzoperationen sowie die Sicherstellung der Kreislauffunktion vor akuten Herzoperationen angegeben.

Das Verfahren der mechanisch assistierten Zirkulation wird häufig mit kardiochirurgischen Eingriffen kombiniert. Durch die Ballonpulsation wird der Kreislauf stabilisiert, durch die Operation soll die Schockursache behoben werden. So hat man versucht, im Schock bei Myokardinfarkt das infarzierte Muskelgewebe zu exzidieren (Infarktektomie), die Koronardurchblutung durch eine Gefäßoperation zu verbessern (aorto-koronarer Bypass) und dadurch den Schock zu beseitigen.

Diese Verfahren können bisher nur in wenigen speziell ausgestatteten Zentren durchgeführt werden. Für die intraaortale Ballonpulsation ist ein gefäßchirurgischer Eingriff zur Einführung der Ballonpumpe und zum Anschluß an das Pumpsystem erforderlich. Darüber hinaus ist eine hämodynamische Überwachung des Patienten mit invasiven Meßverfahren unerläßlich.

Eine massive Lungenarterienembolie führt zum Kreislaufversagen mit kardiogenem Schock, im Extremfall zum Kreislaufstillstand. Wenn es gelingt, den Patienten zu reanimieren und ausreichend lange am Leben zu erhalten, so kann die operative Entfernung der Thromben aus der Pulmonalarterie (Embolektomie) erfolgreich durchgeführt werden. Die Operation, die mit Hilfe der Herzlungenmaschine durchgeführt wird, beseitigt die Schockursache.

Auch dieses Verfahren setzt ein stets einsatzbereites Operationsteam, ein Herzkatheterlabor und eine Intensivstation zur präoperativen Diagnostik und Behandlung des Patienten voraus.

4.3.3. Anaphylaktischer Schock

Die besonderen Gegebenheiten des anaphylaktischen Schocks, bei dem es infolge der plötzlichen Freisetzung von Mediatorsubstanzen innerhalb weniger Minuten zu einem Herzkreislaufstillstand kommen kann, bringen es mit sich, daß hier besondere Notfallmaßnahmen erforderlich sind.

Bei Abfall des arteriellen Drucks sind umgehend 0,5 ml Suprarenin (Adrenalin) intravenös zu injizieren. Cortisonpräparate und Atosil gehen der Gabe von Suprarenin voraus, wenn die anaphylaktische Reaktion bereits an anderen Symptomen (z. B. Urticaria, Temperaturanstieg) erkennbar wird. Bei ausgeprägter Bronchospastik empfiehlt sich die Verabreichung von Theophyllin. Im übrigen gilt auch hier die Stufentherapie des Schocks mit initialer Volumensubstitution.

5. Sachverzeichnis

Fachschwester – Fachpfleger

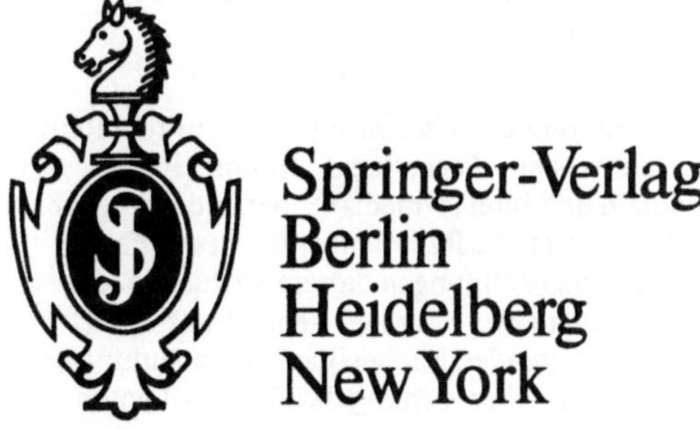

Springer-Verlag
Berlin
Heidelberg
New York

Fachschwester – Fachpfleger

Innere Medizin – Intensivmedizin

Herausgeber: M. Alcock, P. Barth, K. D. Grosser,
W. Nachtwey, G. A. Neuhaus, F. Praetorius,
H. P. Schuster, M. Sucharowski, P. Wahl

S. M. Brooks

Fortbildung 1
Grundlagen des Wasser- und Elektrolyt-haushaltes

Deutsche Bearbeitung von H. P. Schuster, H. Lauer
Übersetzt aus dem Amerikanischen von G. Kaiser,
M. Kaiser

1978. 27 Abbildungen, 13 Tabellen. XIII, 67 Seiten
DM 18,–; US $ 9.00
ISBN 3-540-08429-0

Der vorliegende Band beschreibt die physikalischen
Grundlagen des Flüssigkeits-, Elektrolyt- und
Säure-Basen-Haushaltes in kurzer und leicht ver-
ständlicher Form und gibt Richtlinien zur Infu-
sionstherapie. – Er stellt die Grundlage für nach-
folgende Bände dieser Reihe dar, über den zentralen
Venendruck, den Blutgas- und Säure-Basen-Status
sowie Diätetik und künstliche Ernährung.

Inhaltsübersicht: Wasser. – Ionen. – Osmolarität. –
Wasserstoffionenkonzentration. – Störungen des
Wasser-Elektrolyt-Säure-Basen-Haushaltes. –
Therapeutische Prinzipien. – Infusionslösungen. –
Praktische Anwendung. – Säugling und Kleinkind.

J. M. Krueger

Fortbildung 2
Überwachung des zentralen Venendrucks

Übersetzt aus dem Amerikanischen von G. Kaiser,
M. Kaiser

1978. 80 Abbildungen. Etwa 50 Seiten
DM 9,80; US $ 4.90
ISBN 3-540-08574-2

Der vorliegende zweite Fortbildungsband der Reihe
Fachschwester – Fachpfleger, Sektion „Innere
Medizin und Intensivmedizin" behandelt in enger
Anlehnung an die Rahmenrichtlinien der Fach-
schwesternausbildung in diesem Fachgebiet die
Überwachung des zentralen Venendrucks. Nach
einem einleitenden Kapitel über die Bedeutung des
ZVD bei der Überwachung des Risikopatienten
werden die zur Messung notwendigen Apparaturen
und die entsprechenden Meßtechniken klar und
übersichtlich dargestellt, anschaulich ergänzt durch
präzise Abbildungen.

Inhaltsübersicht: Warum Bestimmung des zentra-
len Venendrucks. – Einführung. Welche Voraus-
setzungen muß der Lernende erfüllen? – Lernziele –
Instrumentarium: Venenkatheter. Manometer.
Infusionssystem. Dreiweghahn. – Theoretische
Grundlagen: Definition des zentralen Venendrucks.
Beurteilung der Meßergebnisse. – Durchführung
der Messung. Prüfung des ZVD-Systems. Meßvor-
gang. Mögliche Fehlerquellen. – Weiterführende
Literatur.

Operative Medizin

Herausgeber: G. Gille, B. Horisberger, B. Kalt-
wasser, K. Junghanns, R. Plaue

J. Hamer, C. Dosch

Neurochirurgische Operationen
Weiterbildung

Mit einem Geleitwort von K. Junghanns
1978. 80 Abbildungen. IX, 78 Seiten
DM 28,–; US $ 14.00
ISBN 3-540-08631-5

Das vorliegende Buch behandelt alle wichtigen
neurochirurgischen Operationen, mit Ausnahme
der Stereotaxie. Die moderne Technik der Micro-
neurochirurgie wird besonders hervorgehoben,
Operationsablauf und -instrumentarium werden in
übersichtlicher Weise in Text und Bild dargeboten.

Dieser Band ist in erster Linie für Operations-
schwestern und Fachpfleger konzipiert. Er kann
aber auch im Rahmen des neurochirurgischen
Trainingsprogramms jungen Assistenzärzten in den
ersten Jahren der Facharztausbildung empfohlen
werden.

Inhaltsübersicht: Neurochirurgische Instrumente. –
Spezielle Neurochirurgische Geräte. – Neuro-
chirurgisch-Diagnostische Eingriffe. – Neurochirurgische Operationen. – Literatur. – Sach-
verzeichnis.

**Springer-Verlag
Berlin Heidelberg New York**